você quer o que deseja?

Jorge Forbes

12ª edição

MANOLE

você quer o que deseja?

©2016 Editora Manole Ltda., por meio de contrato com o autor.

Editor gestor: Walter Luiz Coutinho
Editoras: Juliana Morais e Cristiana Gonzaga S. Corrêa
Produção editorial: Visão Editorial
Capa e projeto gráfico: Daniel Justi
Bibliografia e índices onomástico e remissivo: Elza M. de Macedo

Dados Internacionais de Catalogação na Publicação (CIP)
(CÂMARA BRASILEIRA DO LIVRO, SP, BRASIL)

Forbes, Jorge
Você quer o que deseja? / Jorge Forbes. – 12. ed. –
Santana de Parnaíba, SP : Manole, 2016.

Bibliografia.
ISBN 978-85-204-5027-7

1. Psicanálise I. Título.
16-01404   CDD-150.195

Índices para catálogo sistemático:
1. Psicanálise : Psicologia 150.195

Todos os direitos reservados.
Nenhuma parte deste livro poderá ser reproduzida, por
qualquer processo, sem a permissão expressa dos editores.
É proibida a reprodução por xerox.
A Editora Manole é filiada à ABDR – Associação
Brasileira de Direitos Reprográficos.

12ª edição – 2016

EDITORA MANOLE LTDA.
Alameda Rio Negro, 967 – cj. 717 – Alphaville
06454-000 – Barueri – SP – Brasil
Fone: (11) 4196-6000
www.manole.com.br | https://atendimento.manole.com.br/

Impresso no Brasil | *Printed in Brazil*

Este livro contempla as regras do Acordo Ortográfico da Língua
Portuguesa de 1990, que entrou em vigor no Brasil em 2009.
São de responsabilidade do autor as informações contidas nesta obra.

*Para Luiz Felipe e
Francisco, meus filhos,
dois desejos queridos.*

VOCÊ QUER O QUE DESEJA? 11

PREFÁCIO 13

CRÔNICAS 15
Basta de queixas   15
Almoço de mulheres   17
Não chora, neném   19
Vivendo na média   20
Palco   21
O amor e o ridículo   23
Sonho americano   26
O valor do desejo   26
Geração mutante   29
O silêncio das gerações   33
Sobre um assassinato   35
Liberdade aprisionada   36
Deus não sei, mas a globalização é brasileira   37
O homem cordial e a psicanálise   39
  Intimidade   41
  Uso dos diminutivos   41
  Omissão do nome de família   42
  Ética da emoção   42
Sem limite   46

Sigmund Freud do Brasil   48
Freud em poucas linhas   50
Violência, desejo e cidadania   51
Viver não tem remédio   56
Feliz ano-novo   59

CONFERÊNCIAS 61

Matrix ou Descartes *reloaded*   61
A honra e o sentido da vida   73
Divino luxo   87
A ação do silêncio   102
O tempo da sessão   117

LACANIANAS 131

A mulher e o analista   131
Longe dos sonhos de Freud   136
A realidade não precisa de mim   138
Epidemia de Medeias   144
    Novos modos da desorientação pulsional   144
        O entusiasmo da invenção   144
        Novos sintomas   145
        Uma nova lógica   148
        A honra   150

Do insulto e do elogio   154
A clínica lacaniana   162
A interpretação descompleta   170
  Um comentário de Lacan   170
    O mal-entendido   *170*
    A frase comentada   *172*
    Um momento clínico   *175*
As novas formas do sintoma   176
  A tese harmônica   179
  A tese conflitiva   184
  Conclusão   187
Emprestando consequência (quando
  Freud não explica)   187
  A primeira e a segunda clínicas   189
  Emprestando consequência: dois casos clínicos   192
    Neurose   *192*
    Psicose   *195*
Jacques Lacan, o analista do futuro   198

Bibliografia   201
Índice onomástico   207
Índice remissivo   209

VOCÊ QUER O QUE DESEJA?

"Você quer o que deseja?" é uma pergunta profundamente humana: a dúvida e a decisão são exclusivas da nossa espécie.

Você quer o que deseja? aponta o fato muito comum de uma pessoa lutar por algo e se desinteressar assim que o obtém.

Você quer o que deseja? sintetiza muitas histórias: dos casais que começam a brigar no primeiro dia da lua de mel; do funcionário que, arruinado pelo êxito – como dizia Freud –, consegue ser despedido no dia da promoção; do turista que perde o passaporte; enfim, dos eternos descompassos entre o homem e o mundo.

Você quer o que deseja? revela que nada que alguém possa querer é suficiente para satisfazer o desejo. Desejar, lembrava Lacan, é sempre desejar outra coisa, a ponto de podermos agradecer a quem não nos dá o que foi pedido.

Você quer o que deseja? alerta para o drama da passagem de época, da era industrial – pai-orientada – à era atual, da globalização, na qual nenhum padrão universal sobrevive e em que, mais do que antes, fica evidente a distância entre o eu e o mundo. Até mesmo soluções milagrosas, como a proposta pelo poeta Carlos Drummond de Andrade – mudar o nome para Raimundo –, obtêm no máximo uma rima, não uma solução. *Você quer o que deseja?* fala da angústia própria à decisão. Não há decisão que não seja arriscada e que não induza à perda. O mal chamado estresse nada mais é do que a consequência do medo de decidir, que provoca o empanturramento das opções. *"Você quer o que deseja?" é a questão que perpassa todos os capítulos deste livro, dividido em três partes: Crônicas, Conferências e Lacanianas.* ***Crônicas*** *contém pequenos textos, às vezes de poucas linhas, como "Sonho americano", que revelam a insistência do Real – algo que não tem nome nem nunca terá – nos mais diversos momentos do cotidiano pessoal, familiar, político, econômico.* ***Conferências*** *traz cinco textos estabelecidos a partir de meus dois seminários anuais: "Inconsciente e Responsabilidade: Um Novo Amor" (2002) e "Vergonha, Honra, Luxo: Instrumentos para uma Clínica Psicanalítica da Pessoa e da Civilização do Século XXI" (2003).* ***Lacanianas*** *aborda questões mais especializadas de psicanálise, e que podem ser acompanhadas por todo leitor interessado.*

"Você quer o que deseja?", título deste livro, inspirado em Jacques Lacan, convida a que cada um faça a si mesmo essa indagação, que, por não ter resposta pronta, obriga à invenção.

PREFÁCIO

Caro Leitor:

Esta é uma nova edição de "Você quer o que deseja?". O título continua a ser um pouco complicado de se repetir, mas não a sua mensagem.

Você quer?
Você quer viver esse amor tão duramente conquistado?
Você quer realmente passar nesse vestibular?
Você quer assinar essa petição?
Você quer que eu lhe apresente essa pessoa?
Você quer embarcar nessa viagem?
Você quer de fato engravidar?
Você quer fazer essa operação?
Você quer frequentar essa praia?
Você quer?
Você quer o que você deseja?

Esta nova edição traz novidades importantes: um sumário mais completo, o índice remissivo, o índice onomástico e uma extensa bibliografia.

Tudo isso para tornar ainda mais clara a pergunta: você quer, quer mesmo o que você deseja?

Abraços,
JORGE FORBES

CRÔNICAS

BASTA DE QUEIXAS

Todo mundo se queixa o tempo inteiro. Do clima: um dia, do calor, outro dia, do frio. Do trabalho: porque é muito ou porque é pouco. Do carinho: "que frieza" ou "que melação". Da prova: "dificílima" ou "fácil demais". E dos políticos, e da mulher, e do marido, e dos filhos, e dos tios, avós, primos; do pai e da mãe, enfim, de ter nascido. A queixa é solidária, serve como motivo de conversa, desde o espremido elevador até o vasto salão. A queixa é o motor de união dos grupos, é sopa de cultura social; quem tem uma queixa sempre encontra um parceiro. A queixa chega a ser a própria pessoa, seu carimbo, sua identidade: "Eu sou a minha queixa", poderia ser dito.

A queixa deveria ser a justa expressão de uma dor ou de um mal-estar, mas raramente ocorre dessa maneira. É habitual que a expressão da queixa exagere em muito a dor, até o ponto em que a dor acaba se conformando ao exagero da queixa, aumentando o sofrimento. É comum as pessoas acreditarem tanto em suas lamúrias que acabam emprestando seu corpo, ficando doentes, para comprovar o que dizem.

A causa primordial de toda queixa é a preguiça de viver. Viver dá trabalho, uma vez que a cada minuto surge um fato novo, uma surpresa, um inesperado que exige correção de rota na vida. Se não for possível passar por cima ou desconhecer o empecilho, menosprezando o acontecimento que perturba a inércia de cada um, surge a queixa, a imediata vontade de culpar alguém, vontade que pode ir aumentando até o ponto em que a pessoa chega a se convencer paranoicamente de que todos estão contra ela, de que o mundo não a compreende e que por isso ela é infeliz, pois nada que faz dá certo, enquanto outros, com menos qualidades, obtêm sucesso. Ouvimos, destes, aquele lamento corriqueiro, autoelogioso: "Acho que sou bom ou boa demais para este mundo, tenho de aprender a ser menos honesto e mais agressivo...". Conclusão: se não fossem os outros, ele, o queixoso, seria maravilhoso. Por isso, toda queixa é narcísica.

Temos de acrescentar que a queixa não surge só de uma dor ou de um desassossego, mas também quando se consegue um tento, uma realização. Aí a queixa serve de proteção à inveja do outro – sempre os outros! – e, tal qual uma criança que esconde os ovos de Páscoa até o outro ano, o queixante não declara sua felicidade para que ela não acabe na voracidade dos parceiros, podendo ele curti-la em seu canto, escondido, até o ano que vem, quando o coelhinho passar de novo.

Em síntese, três pontos: a queixa é um fechamento sobre si mesmo, uma recusa da realidade e um desconhecimento da dor real. Não confundamos: é importante separar a queixa narcísica da reivindicação justa, mas esse é outro capítulo. Aliás, é comum o queixoso se valer da nobreza das justas reivindicações sociais para mascarar seu exagerado amor-próprio.

16

Um momento fundamental em todo tratamento pela psicanálise é o dia em que o analisando descobre que não dá mais para se queixar. Não que as dificuldades tenham desaparecido por encanto, mas o "tirem isso de mim", base de toda queixa, perde seu vigor, revela-se para a pessoa em todo o seu aspecto fantasioso. É duro não ter a quem se queixar, não ter nenhum bispo, um departamento de defesa dos vivos, como há o dos consumidores. A pessoa pode perder o rumo, não saber o que vai fazer e nem mesmo quem é.

Nesse ponto, a condução do tratamento há de ser precisa. Há de se ajustar a palavra à vida, conciliar a palavra com o corpo, fazer da palavra a própria pele até alcançar o almejado sentir-se "bem na própria pele". Também será necessário suportar o inexorável sem se lastimar e abandonar a rigidez do queixume pela elegância da dança com o novo.

Mais importante do que uma política de acordos, feita a partir de concessões de posições individuais, é estar em acordo com o movimento das surpresas da vida, dos encontros bons ou maus. E tudo isso sem resignação, mas com o entusiasmo da aposta. Basta de queixas.

ALMOÇO DE MULHERES

Nesse dia, ela entra no restaurante com passo firme, cabeça altiva, olhar direto. Ela chega para o almoço das amigas. Cabelo arrumado, liso, encaracolado, com laquê, depende da idade. O braço em ângulo reto carrega a bolsa de marca, de preferência creme ou bege claro. O sapato, quando é sapato e não sandália, tem um salto pequeno, de dois ou três dedos, daqueles de aeromoça se firmar no corredor do avião. Ela já sabe onde está a mesa: ou na janela, para todo mundo ver, ou no canto do fundo, para ver todo mundo.

Elas são mais de cinco e no máximo dez, para dar dinâmica, sabe como é. Nas mãos, carrega uma lembrancinha, seja o que for: aniversário, batizado, formatura, novo emprego, divórcio, casamento, antes de viagem, depois de viagem, não importa. Os motivos são meros suportes às lembrancinhas. E mais vale o embrulho que a própria lembrancinha, que ao chegar em casa será esquecida. Mas o papel, a fita, o formato, ah, isso, sim, é fundamental, como se a lembrancinha unisse, no presente, o passado e o futuro.

Elas não olham para ninguém nesse dia, mesmo que o restaurante seja desses de bufê. Passeiam entre as mesas em ignorância sublime aos outros frequentadores, salvo se uma delas reconhece alguém, em especial um homem. Pronto, ali aparece a presa fácil ao cumprimento de uma e à crítica de todas. Nem o boi deve ficar tão aflito em rio de piranhas, nem o gladiador rodeado de leões, nem o mocinho com todo um bando ao redor. Aquelas bocas batonadas, aqueles dentes, aquelas línguas, em seguida o despirão (só mesmo um termo assim para descrever) do cadarço do sapato ao penteado engomado.

O assunto da mesa não é o mais importante, mas, sim, o tempo equivalente ao monólogo de cada uma. Tem sempre uma chefa passando o microfone, tem sempre uma tímida ressabiada.

A única coisa que pode alterar esse banho igualitário é o telefone celular. Esse mal-educado não aprendeu ainda que não pode interromper um almoço de mulheres. E seja lá quem for que ligar, filho, marido, primo, empregada ou veterinário, sempre será apresentado como um ninguém, um malicioso e recatado... ninguém.

Os homens olham, entre a curiosidade e a inveja, aquele grupo de saias. Sentem-se excluídos, inúteis, desprezados. Tentam ridicularizar, mas não conseguem, pois é superior o desprezo das convivas. E então constatam o abismo que os separa. Sofrem ao perceber que, para estar sós entre si, elas vieram tão arrumadas, perfumadas, chiques.

Descobrem que uma mulher se despe para um homem, mas se veste para outra mulher. Aos homens, só lhes resta contemplar admirados e esperar que depois da sobremesa, do cafezinho, ela queira mudar de assunto e de parceria. E que ele aguente sua curiosidade sobre o que se falou naquela mesa. Um homem não é convidado ao almoço das mulheres. No limite, é só pasto.

NÃO CHORA, NENÉM

Barriga para a frente, pés arrastados, mão nas ancas, chiclete na boca, lá vai ela pela calçada, grávida de muitos meses, orgulhosa, quase dizendo:

— Você viu o que eu fiz ontem? Ontem eu dormi com você, mas, ao contrário das outras vezes, você não foi embora, não virou de lado, não roncou, nem levantou para se lavar, pôr a roupa e pegar o táxi. Não, ontem você ficou em mim, e em mim frutificou muito mais do que em você. Eu até gosto, sim, de você, mas não pelos motivos por que você gostaria que eu gostasse, mas por aqueles que você nem sabe controlar, a começar pelo seu próprio corpo, que você não comanda, que junto com o meu escreve o futuro. Teve um tempo em que escondíamos a barriga e, quando não dava mais para apertar o cinto, comprávamos uma bata para disfarçar. Mãe não mostrava o corpo porque mãe era santa, não transava, éramos todas filhas de Maria com graça no espírito, sem graça na vida. Aí, aqui no Brasil, surgiu uma anja, Leila Diniz, muito, muito tempo antes da "roliudiana" Demi Moore. E sua cara marota e linda, naquela fotografia, vestida com um minúsculo biquíni azul, com as águas de Ipanema até o quadril formando um grande espelho, emolduran-

19

do o ventre grávido, explodiu aos nossos olhos os velhos costumes. E vimos, e todos viram, que sensualidade também rima com gravidez. Que mãe ri e é atraente. Ah, anja Leila, obrigada, seguimos todas o seu exemplo. Que importa aos homens que não aguentam o sorriso de uma mulher grávida, sua altivez e independência? Que vão catar os cacos de sua presunção! Por tantos e tantos anos, aprendemos, nós, mulheres, a enfrentar o momento do depois, a angústia da virada de lado. Aprendemos. Agora você, agora vocês podem ir treinando para saber que também existe a angústia do macho esquecido na sombra de uma barriga de mulher. Mas não, não fique aflito, você, meu menino. Eu te amo, sim.

E flash, e flish, a sandália arrastada musicou a areia do chão.

VIVENDO NA MÉDIA

Na padaria, estão todos na média. O executivo, com seu jornalzão sobre a vitrine dos doces, pede uma média. O operário, junto com seus amigos, em um animado bate-papo, começa o dia com uma média. O velho vai buscar seus pãezinhos quentinhos, aproveita e toma uma média. Os estudantes, correndo de casa e da escola, viram cúmplices na média. As mães atarefadas convencem os maridos exigentes de que na padaria a média é melhor, livrando-se dos aborrecimentos matinais caseiros. Todos se ignoram em torno do balcão apertado, nessa comunhão de médias.

São todos iguais, salvo ela. Quando ela entra na padaria, os olhares abandonam as médias. Os balconistas sabem seu nome e seu pedido: o-de-sempre. O dono larga a caixa para lhe estender a mão e lhe oferecer um largo sorriso, cheio de dentes à mostra, que chegam a branquear o bigode sisudo. Quando vai pagar, só ela pode levar fiado. Todos têm inveja dela - a rainha da padaria -, e ela sabe disso.

Não dá bola para ninguém, embora transborde em simpatia e gingado. Tem seu momento diário de glória. É a exceção da média cotidiana. Ela não come nem bebe. Só passa e, com o-de-sempre debaixo do braço, vai embora, deixando aquele fã-clube anônimo afogar seus sonhos nas médias que escolheram.

PALCO

Fátima tinha uma vida ruim. Quarenta e sete anos, branca, magra, dentuça, classe média enjeitada.

Ela não era nada muito, tudo mais ou menos. Casamento, mais ou menos. Amigos, mais ou menos. Emprego – quando tinha –, mais ou menos. Uma vida profundamente chata.

Seu nome, Fátima, tão cheio de promessa, tinha feito ela tentar se agarrar à seita do pastor da televisão. Mas nem ele deu jeito, nem milagre para não perder o emprego. E lá estava Fátima agora, mais uma vez, na monotonia do porta em porta.

Naquela tarde, ela foi tentar sua chance de serviço como recepcionista e indicadora de assentos no Teatro Municipal.

"Eta emprego bom", pensava.

Tinha garantia de funcionária e alegria de estar no teatro. Cinco horas da tarde, entrevista marcada, ela se apresentou.

A bolsa de verniz brilhava, de tanto que sua mão suava. Ela repassava cuidadosamente, na cabeça, tim-tim por tim-tim, as indicações que Mercedes, sua amiga e amante do chefe do teatro, tinha lhe dado do que era para dizer.

— Dessa vez, Fátima, você vai ver. O Nicanor vai acabar com o seu tormento. Já está tudo combinado. É só você se apresentar. Nicanor não é homem de faltar com a palavra, muito menos para mim. Você já viu, né?, o que acontece com ele se não te empregar.

Nicanor atendeu Fátima. Nem ouviu o discurso preparado. Foi logo dizendo que era uma pena, muita pena, patati, patatá. Fátima não ouvia mais nada. Só olhava, fixada, a boca do Nicanor. Sua obturação de ouro, seu bigode, seus óculos de lente suja, tudo tão triste, tudo tão falso, tudo tão velho. Levantou-se, nem pensou em dizer até logo. Talvez tenha dito, não importava. Estava perdida em tristeza.

Fátima se viu na calçada de fora do Municipal. Seu sonho perdido levou-a a observar com mais cuidado os detalhes daquele prédio. As colunas, os vitrais, as escadas.

De repente, uma porta semiaberta. Sem titubeio, movida por uma força estranha, Fátima atravessou a porta, encontrou-se em um corredor, caminhou por várias salas, olhou aqui, olhou ali, chegou ao palco.

Não tinha ninguém. Total silêncio.

Com muito cuidado, abriu lentamente uma fresta na cortina de veludo, olhou a plateia. Não tinha ninguém.

Ah, quanto lugar vazio para a emoção preencher...

Fátima sentou-se em um caixote jogado em um canto do palco e ficou olhando tudo aquilo, até que lhe veio uma ideia. Ela queria dançar e lembrou-se do radinho.

Fátima carregava na bolsa um radinho, desses de pôr na orelha e fazer o assento do ônibus mais confortável. Ligou o radinho, tirou-o da Rádio Magnólia e procurou música condizente com aquele palco. Encontrou-a naquela estação que pouco escutava, e que só tocava música clássica. No ônibus, aquela música não servia; para aquele palco, era ideal.

Certificou-se mais uma vez de que não tinha ninguém, pôs o volume bem alto, colado ao ouvido, e começou a dançar, a dançar, a rodar, a rodar, a vibrar e, para melhorar sua sensação, sentiu que de olho fechado tudo era ainda melhor.

Enquanto Fátima dançava, embebedada de orgia clássica, chegaram para o ensaio das seis horas os integrantes do corpo de baile.

O primeiro que a encontrou, fascinado com o que viu, correu para chamar os outros; que viessem em silêncio assistir. Devagarinho, imperceptivelmente, abriram a cortina e instalaram-se nas primeiras fileiras.

E Fátima dançava, dançava aquela música que não acabava mais, até que, exausta, reproduzindo a última cena do *Cisne*, jogou-se ao chão, ajoelhada, arfando.

Os bailarinos se levantaram, aplaudiram e gritaram:

— Brava! Brava! Brava!

Fátima pegou o radinho e a bolsa envernizada, olhou assustada para um lado, para outro, queria sair dali correndo. Quase foi, mas parou na entrada da coxia, voltou para a boca de cena e, no melhor da lembrança que tinha do filme daquela bailarina, com os pés abertos, andando nas pontas, abaixou a cabeça, estendeu o braço esquerdo, pôs a mão direita sobre o coração e agradeceu.

Brava, Fátima, Brava!

O AMOR E O RIDÍCULO

Aos seis anos, na escola, a professora coloca você ao lado de uma criança de outro sexo. Se você é menino, vai logo reclamar:

— Não sou menina, não quero ficar aqui!

Se você é menina, vai dizer:

— Aqui, não! Menino é muito chato.

Anos depois, adolescente, se você é rapaz, vai sair para paquerar em turma. Música alta no carro, pé no para-brisa, gargalhadas espertas comentando sobre as moças que passam. Se você é moça, vai se vestir para as amigas, vai trocar segredos, vai confabular sobre cada resposta a dar ao namorado. Já adultos, ele e ela vão se trancar no quarto, longe dos olhares alheios. E, velhos, vão sorrir, gaiatos, de suas memórias, caso não mantenham ainda amores ativos escondidos. Velhos não se dão as mãos em público, não se beijam na boca, têm constrangimento, um pouco como as crianças. Uns, por ser cedo demais; outros, por já terem passado da idade.

Em todos os tempos, da criança ao velho, o encontro entre um homem e uma mulher – o amor – é vivido fora do mundo. Há uma vergonha em todo amor, uma desadaptação, uma quebra na harmonia do conjunto. Amantes são cúmplices que fazem os outros se sentirem excluídos. As relações entre os que se amam seguem regras próprias que atemorizam os que estão à volta. Não é possível pedir segredo a uma parte do casal; inevitavelmente, o outro ficará sabendo. Por isso é que certas corporações – indústrias, empresas – não aceitam que seus funcionários namorem. Quando isso ocorre, um tem de ir embora.

A sociedade em geral, o grupo, reage ao amor, às expressões amorosas, banindo-o do seu bojo, como fazem as empresas. Como não dá para mandar todos embora, expulsa-se o amor, considerando-o ridículo. Sim, o amor, aquela diferença que a comunidade não suporta, acaba sendo tachado de ridículo, a ponto de surgirem expressões, quando se descobre alguém amando, do gênero: "Ah, peguei no pulo" (ou "no flagra"), evidenciando a tentativa de ridicularizar ou culpar quem ama. Ficar apaixonado pode ser visto como uma fraqueza. Daí, dizer-se: "Estou caído por ela". Por que "caído"? Por que não "elevado"?

Para se proteger e manter a mesmice, cimento de sua união, todo grupo, seja de crianças, seja de adolescentes, adultos ou velhos, considera o amor ridículo. Isso tem cura?

Existem duas formas habituais de tratamento: ou adequar o amor ao grupo, retirando sua virulência, ou suportar a exclusão do grupo, em nome da diferença, do ridículo do amor. A cada época, é o primeiro caso, são fabricadas maneiras convenientes de amar. O século XX conheceu a pujança do modelo do homem senhor do lar (senhor meu marido) e da mulher enfermeira, preocupada com a saúde de seu senhor e de seus filhos. Vimos a diferenciação entre a vertente carinhosa e a vertente sensual do amor. O homem passou a ser amigo de sua esposa e a fazer sexo com a amante; a mulher embotou sua sensualidade na religião ou no futuro, enquanto resplandecia de carinho beato.

Em qualquer nova forma de amar, coletivamente aceita, não se extinguirá, porém, o ridículo do amor. Aí caímos na segunda alternativa: suportar esse ridículo. Se há, como visto, modelos gerais para evitá-lo, não é possível nenhuma receita para saber suportá-lo, a não ser dizer que é uma necessidade. É preciso suportar o ridículo do amor se não se quiser ser ridículo. No fundo, no fundo, o amante tímido, o namorado contido é que é ridículo. Fugir do ridículo do amor acaba por nos transformar em ridículos.

O leitor avisado pode se lembrar de Fernando Pessoa, que, sob o heterônimo Álvaro de Campos, assim poetou:

Todas as cartas de amor são
Ridículas
Não seriam cartas de amor se não fossem
Ridículas
(...)
Mas, afinal,
Só as criaturas que nunca escreveram
Cartas de amor

É que são
Ridículas.

SONHO AMERICANO

O menino de seis anos deu um beijo na menina de seis anos, sua colega de classe.

A professora do menino – e da menina – expulsou o menino da classe e da feira do sorvete aos fins de semana.

O menino e a menina não entenderam nada, somente que, na América, ou se beija ou se toma sorvete.

Os adultos entenderam tudo: assédio sexual.

A professora foi bem compreendida pelo juiz, pelo padre, pelo médico.

O mundo. O mundo riu. Um beijo de um menino de seis anos voltou a ser revolucionário.

Ki-bom!

O VALOR DO DESEJO

Ele estava cansado de pagar a psicanálise da filha. Era cara e, ainda por cima, o analista lhe parecia incorreto, pois promovia aumentos, a seu ver, altos demais. A filha transmitia ao analista as queixas ameaçadoras do pai, em todas as sessões, sempre com medo de ser impedida de voltar na próxima. Era um desespero. Um dia, o analista propôs:

— Diga para seu pai vir falar comigo.

Ela ficou atônita:

— Como? Meu pai? Aqui? Analista fala com pai? Minhas amigas me disseram que não!

No dia seguinte, o pai telefona e, com voz grave e decidida, apresentando-se com todos os nomes e posições, pede uma hora. Docemente, o analista lhe pergunta quando melhor lhe conviria e aceita, sem pestanejar, a primeira opção preferida: — Para mim está ótimo. Nos vemos amanhã, às 19 horas. Pontualmente, o pai toca a campainha. É um homem impecavelmente arrumado, de terno, com uma pasta executiva. Dão-se cumprimentos mais do que formais, sentam-se e começam a conversar. Que conversa!

O Pai, vamos assim chamá-lo, toma a iniciativa do diálogo: — Sou administrador de empresas e contabilista, como já lhe disse, e vim aqui lhe provar que os aumentos do preço da sessão de minha filha são extorsivos, diante dos índices habituais de correção.

Enquanto fala, abre sua pasta e dela retira um vistoso *notebook*. Começa, então, uma longa explanação audiovisual, baseada em planilhas coloridas, que ele faz desfilar aos olhos do analista, na certeza de poder provar, pelos valores do mercado, o custo de uma sessão, o justo valor de analisar o desejo.

O analista, em consequência, adota a postura do aluno interessado, demonstrando curiosidade, até mesmo fascinação, por tão minuciosa conferência. Começa a perguntar de tudo, não só pedindo mais explicações sobre os gráficos econômicos como também sobre o programa do computador e o próprio computador.

De nada adiantaria ao analista argumentar que o pagamento de uma análise não se mede com a régua comum do custo/benefício e que pode haver variações de preço para mais ou para menos em momentos específicos de um tratamento, se for importante para sua condução. No caso em questão, uma análise que tinha se iniciado a um preço de estudante, para que a analisanda pudesse por ela se responsabilizar conforme seus ganhos da época, tinha se estabilizado em um mau patamar, em que ela nada fazia pelo pagamento, uma vez que, sendo baixo o valor, era insensível ao bolso de seu pai. Era-lhe muito mais fácil pedir dinheiro a ele do que retirar de seus próprios ganhos. E não seria melhor contar tudo isso para esse pai aflito? Não. Os problemas seriam maiores, a começar pela quebra de confiança da filha. Um analista precisa suportar o mal-entendido próprio à defasagem entre o desejo e a necessidade, cerne da psicanálise.

De início irritado, impositivo e arrogante, o Pai vai tomando ares de um professor compreensivo e orgulhoso. Finda a explicação, pergunta sorridente ao analista:

— Então, está convencido?

— Nossa! E como! Foi uma aula maravilhosa.

— Tenho ou não tenho razão?

— O senhor tem uma grande razão.

— Logo, o senhor vai abaixar o preço das sessões de minha filha.

— Não, não vou não.

O sorriso caridoso do Pai-professor se transforma em uma quase mordida assassina:

— Vou tirar imediatamente minha filha daqui – diz, em berro contido, já tomando o caminho da saída.

— Sim, senhor.

Nada mais havia ao analista dizer.

A filha, apesar das proibições do Pai, como tantas vezes ocorre na vida com os filhos, continuou a fazer o que queria: seguiu sua análise, agora arcando com os custos, redimensionados a seu empenho.

Passado já um ano desse episódio, toca o telefone no consultório do analista, que escuta uma voz aveludada:

28

— Alô, doutor? Aqui é o Pai... Lembra-se de mim?

— Inesquecível! - responde o analista.

— Sabe o que é, doutor, é que eu venho pensando desde aquele nosso encontro, e cada vez mais, que eu queria fazer uma análise com o senhor. Não ando nada bem e estou desconfiado de que tenho um probleminha com o dinheiro.

— Que tal amanhã, às sete da noite?

E assim foi.

GERAÇÃO MUTANTE

O adolescente do século XXI é diferente do adolescente de fins dos anos de 1960. Em 1968, por exemplo, o adolescente era rebelde, empunhava bandeiras, tinha gritos de guerra, planos de reforma da educação e da sociedade, sonhos, utopias. Havia uma forte presença da organização vertical das identificações - pai, professor, pátria -, o que justificava a rebeldia.

Hoje, no lugar da antiga contestação, temos o "fracasso escolar", com sua gama de menosprezo e desinteresse pelo saber orientado. É impensável manter a supremacia de certas profissões (médico, advogado, engenheiro) como no passado. Bronca ou castigo tampouco resolvem mau comportamento, e os meninos não se atemorizam diante das previsões catastróficas de adultos barbudos proféticos.

As soluções que serviam há trinta anos já não valem mais. É necessário reinventar a clínica, a pedagogia e a justiça. E tanto melhor se pudermos aprender com esses mesmos adolescentes, que sofrem diretamente em seu corpo a espetacular mudança de paradigma pela qual estamos passando - da era industrial para a era da informação -, as soluções inusitadas que eles estão encontrando para viver em uma época sem padrão, que chamamos em psicanálise de *a época do Outro que não existe*.

Essas soluções inventivas de novas capturas de uma satisfação no Real podem ser trazidas para a clínica psicanalítica, que está se transformando em consonância a esse tempo de globalização, de quebra dos ideais, enfim, de um novo homem, do homem pós-moderno ou pós-industrial.

Neste início do século XXI, o mundo é outro. A globalização desregularizou a ordem social. O pai foi relativizado, os países se uniram em comunidades setoriais (Europa, Ásia, América do Norte, América do Sul), a economia não respeita fronteiras. O jovem criado nos ideais de escolha, realização e ganho da era industrial encontra os cacos da indústria. Onde havia chaminé da fábrica apontando o céu surge a telinha virtual, jogo de múltipla opção, Lego de adulto.

O que fazer: desesperar ou inventar? Mais: como inventar uma vida a partir dos cacos e não dos ideais? Vejamos o que se passou em Detroit, nos Estados Unidos, cidade industrial por excelência até 1972, quando seus habitantes sofreram o baque do fechamento da todo-poderosa fábrica da General Motors, pilar da sociedade local. Ocorreu uma revolução: as máquinas que asseguravam o amanhã partiram. Estava pronto o cenário para o surgimento de uma música representativa da nova era pós-industrial – a *techno*, a música eletrônica.

— Fomos levados a criar essa música inconscientemente. – afirmou o norte-americano Derrick May, um dos pioneiros. — Tiramos a ideia das máquinas e criamos nossos próprios sons. Todos esses sons provinham do universo da mecânica, da indústria, das máquinas, da eletrônica. Do meio que nos criou, de alguma maneira.

Mix é o nome. Cultura mix, de mistura. Nas festas embaladas pela música eletrônica, não é um cantor ou um grupo musical que atrai a atenção, é o DJ (*disc jockey*). Esse DJ, antigamente relegado ao papel secundário de escolhedor de músicas, passou à frente do palco. Ele não reproduz, ele toca. À sua frente, há uma mesa com dois, três, às vezes quatro toca-discos de vinil. Com rara mestria, ele mistura os sons. Quanto melhor o DJ, menos o público percebe que aquilo que está ouvindo é produto de discos diferentes, tocados simultaneamente.

Está aí uma figura atualíssima para os analistas, a de um homem pronto à circunstância. Para encontrar um ponto de articulação entre as diferentes músicas, é fundamental a coincidência do número de batidas por minuto (bpm). Aliás, esse é um dos principais critérios – o número de bpm – na diferenciação dos estilos da música eletrônica: *garage*, ± 120 bpm; *house*, ± 130 bpm; *trance*, ± 140 bpm; *jungle* ou *drum and bass*, ± 180 bpm.

É importante ressaltar que a música eletrônica não tem letra, e, quando há voz, esta funciona como nota musical. É uma música que não necessita de tradução, não é feita para ser compreendida. É compatível com a época da Internet – cada um encontra aí seu interesse corporal, sem ter de explicar o porquê. Não há uma boa razão universal, nenhum ideal unificador.

O crescimento de participantes em eventos de música eletrônica é notável. De alguns poucos, duzentos, trezentos, que se reuniam há alguns anos, chegamos aos milhares de frequentadores dos carnavais eletrônicos das ruas de Berlim e de Paris.

Os adolescentes podem estar sinalizando – é minha hipótese – uma nova maneira de apreensão do gozo do corpo que não passa pelo circuito integral da palavra, pelos métodos habituais do diálogo. Seriam os adolescentes atuais mais mutantes do que rebeldes? Por que não? Talvez não seja mais o caso de os pais aguardarem com paciência que seus filhos finalmente alcancem a razão e a sabedoria, como fizeram os pais do adolescente de 1968, mas de perceberem que há uma forte mudança no ar.

Ao fenômeno atual da música eletrônica podemos somar o crescimento espantoso dos esportes radicais. Nunca se praticou tanto alpinismo, asa-delta, canoagem, *down-hill* em bicicletas. Podemos também aí notar novas tentativas diretas – fora da palavra – de apreensão do Real do corpo, da morte, em uma sociedade que se desritualizou, que não oferece mais elucubrações coletivas sobre os limites, sobre a morte. Não vai assim tão longe o tempo do respeito constrito aos quarenta dias da Quaresma. Não importava se a pessoa era ou não católica – ninguém passava indiferente àquelas semanas, quando era proibido comer carne, celebrar casamentos, usar roupas coloridas.

A globalização e a queda dos ideais e da hierarquia masculina abriram a possibilidade do curto-circuito da palavra, para o pior e para o melhor. Para o pior, notamos o aumento daquilo que eu chamaria de "doenças do curto-circuito da palavra": os tóxicos, a delinquência despropositada, o fracasso escolar, os distúrbios psicossomáticos. Para o melhor, surgem inovadoras soluções, como a música eletrônica e os esportes radicais, e temos boas razões para acreditar que estamos às portas de um novo renascimento cultural, uma vez esgotada a miragem da onipotência tecnológica dos últimos anos.

A época do Outro que não existe exige um novo analista. Ele não terá de frequentar festas *raves* nem despencar de montanhas, mas deverá saber se posicionar no espaço esvaziado entre a ação e a palavra, entre o fazer e o desejar, entre o corpo e a expressão, para poder servir a seu paciente na retificação necessária do gozo desbussolado desses dias. Volto à minha esperança do início: talvez consigamos transpor para os nossos consultórios a essência da experiência desses jovens, no curto-circuito da palavra, tal como Freud um dia conseguiu reproduzir, em sua sala, a invenção da histérica de um tratamento baseado no falar livremente tudo o que vem à cabeça, no circuito da palavra. A palavra, que antes dizia, hoje toca.

O SILÊNCIO DAS GERAÇÕES

O pai matou o filhinho; a filhinha matou o pai e a mãe; o aluno incendiou a escola; a senhora se suicidou. E todos pareciam tão sadios, iguais a toda gente! Está todo mundo perdido: maior que o medo é o suspense. Surgem calmantes de ocasião, sempre três: psicose, moral e possessão. Voltam o chicote, as lições de moral e cívica e o ato de contrição. Um mundo reacionário se anuncia, e Bush, no círculo oval de seu pensamento, reedita as peripécias do grande ditador. Ó, tempos, ó, costumes!

O pai, refestelado em sua poltrona de domingo, acabou de ouvir fantásticas explicações sobre o mundo atual. Eram três especialistas em comportamento, concordantes com a necessidade de voltar à velha disciplina: "educação se dá em casa, e chinelo e palmatória não deveriam estar aposentados". Ele está mais tranquilo. Nem dormia mais direito, com medo de ser assassinado. Chegou a pensar que, se existem nos aeroportos detectores de metais, como não descobriram ainda – na feliz expressão de Renato Janine Ribeiro – os detectores de "mentais"? Seu sonho de segurança tinha ficado abalado com aquela psiquiatra morta a marretadas em crime planejado pela filha. Como é que ela não previu? Não era psiquiatra? Santo de casa não faz milagre, reconfortou-se. Três dias depois, Mariana, coordenadora de um colégio de classe média alta dos Jardins, em São Paulo, constatava boquiaberta que mais de cinquenta por cento dos meninos chegavam ao colégio com o rosto macerado: apanharam em casa. Corre a seu supervisor.

Há um silêncio entre as gerações, diz ele, difícil de assimilar. Não há uma só educação padrão; logo, o que há são educações, no plural. E, se há educações, há de se escolher. Preferir uma ou outra é opção pessoal. Não há uma razão para que seja essa e não aquela. É um querer, mais que um saber, e o querer não se compreende totalmente, é arbitrário. Confundem arbitrário com abuso de poder e, no entanto, arbitrário só diz daquilo que não se demonstra pela dedução.

— Sim, meu filho, essa é a minha opção. É claro que existem outras formas. Melhores? Não sei, pode ser, mas essa é a minha, e eu sou seu pai, eu sou sua mãe.

— Você vai mudar de casa? Não adiantará, as opções mudam, mas não o arbitrário, o silêncio da razão.

Pais detestam falar assim, pois invariavelmente o filho vai dizer:

— Eu não gosto de você.

Ai! Nem pai nem professor suportam esse "eu não gosto de você". Tratam de falar manso, buscar explicações, convencimentos, concordâncias e o melhor que conseguem é transmitir que tudo se explica, que não há limite à razão. E o filho, proibido de dizer "eu não gosto de você", vai se encharcando na angústia do ilimitado.

Bateu um carro? Ganha outro. Perdeu um ano na escola? Ganhou maturidade. Matou um índio? É absolvido:

— Eu te compreendo em qualquer coisa, meu filho.

E o filho da compreensão ilimitada se tatua: uma fronteira no corpo; se bate: um limite à expansão; mata, se droga, se mata.

Nem mamãe e papai, nem compreensão geral, nem palmatória. Se há uma herança digna da paternidade é a de que nem tudo se explica. Não porque não se queira, mas, simplesmente, por ser impossível.

— É, meu filho, tem um silêncio entre nós dois, a ponte da palavra não nos contém. Vamos nos perder? Pode ser que não.

Sobre esse silêncio, podemos inventar. Teve um Drummond que de uma pedra no meio do caminho, em vez de jogá-la no outro, poetou. Teve um Chico e um Milton que cantaram uma coisa que não tem nome nem nunca terá.

O limite da palavra é a invenção. É só poder suportar melhor o risco do que a desgraça razoável.

— Meu filho, senta aqui, não nos compreendemos, e daí? Pôr do sol, mergulho em Fernando de Noronha, brigadeiro, beijo, avião decolando, chuva na mata, precisa de explicação? Tem tanta boa coisa no silêncio... Psiu...

SOBRE UM ASSASSINATO

O choque. Quando um crime é cometido por alguém muito diferente da maioria da sociedade, seja por suas atitudes anteriores, seja pelo nível social ou econômico, não choca tanto. E por quê? Porque a pessoa é "diferente". Quando o mesmo crime é cometido por alguém igual a todo mundo e, por vezes, até mesmo representante da classe média alta, surgem as perguntas: "Em que essa pessoa é diferente de mim? Se ela cometeu esse crime, então eu também poderia cometê-lo? Ser como sou não me impede de ser criminoso?".

1. Para se acalmar, a sociedade trata de convencer-se de que o impulso criminoso já estava dentro de quem cometeu o crime. Surgem explicações, e a loucura é uma delas. Não há dúvida de que sempre se acerta quando se faz previsão do passado. Depois de cometido o ato, fica fácil a justificativa, e logo surgem amigos indignados dizendo: "Ah, eu sabia". Se esses amigos sabiam mesmo, por que não impediram o crime?

2. Não há possibilidade de existir garantia do bom comportamento humano. Como diria Caetano Veloso, "de perto ninguém é normal".

3. Essas reflexões não pretendem inocentar um assassino. Ao contrário, cada um deve ser responsável por sua paixão. Toda paixão é um elemento vivido como algo mais forte do que nós. Se alguém opta por responder a essa força matando outro alguém, precisa saber que a consequência pode ser a prisão ou o suicídio.

4. Hoje em dia, por mais que se pense poder controlar biologicamente as emoções humanas, temos de nos dar conta de que o desejo é sempre surpreendente. Para o melhor ou para o pior.

LIBERDADE APRISIONADA

Primeiro, eram os guardas-noturnos. Durante muito tempo, cultivamos a imagem amiga, bucólica, poética do guarda-noturno. Ele chegava quando anoitecia, de bicicleta, impecável em seu uniforme azul-marinho, trazendo uma novidade, uma fofoca do futebol, o resultado do jogo do bicho.

— Boa noite, seu Manoel, seu José, seu Luiz.

Tinham nomes simples como esses, quando de origem portuguesa, ou complicados Laudelinos, Sinésios, quando vinham do Nordeste. Ao dormir, ouvíamos a conversa dos apitos entre os guardas de cada quarteirão. Os trinados equivaliam ao anúncio de "tudo bem por aqui, podem dormir".

Depois, as coisas foram se complicando. Surgiram as primeiras guaritas nas calçadas, em seguida nos prédios, finalmente nas casas. O guarda não era mais um amigo, mas alguém atrás de um vidro espelhado, exigindo apresentação: Quem é você? Com quem quer falar? Quem?

E continuou-se na loucura da segurança. Fecharam-se as ruas. Os muros das casas foram ficando altos, cada vez mais altos, e os edifícios, cercados por malfadadas e antiestéticas grades. E quando são de alumínio escovado, brilhante? Que horror! Segurança pessoal começou a ser comum. Alguns, mais abusados, se vangloriam de seus guardas treinados em países belicosos. *Pit-bulls* disfarçados de gente. Como se ainda fosse pouco, surge a nova e cara moda dos carros blindados e um novo tipo de orgasmo – o de quem dá uma sonora "banana" para o ladrão do farol, que vê seu belo .38 transformado em estilingue.

O triste trópico acredita que o preço da liberdade é a eterna vigilância. Repete-se este velho ditado sem escutar o jurista Miguel Reale Jr., que contrapôs:

— O preço da liberdade é o eterno delito.

Frase provocativa, sim, mas clara no que diz. Afinal, o fechamento progressivo em supostos aparelhos de segurança acaba por aprimorar a violência. É. Quebra-se o princípio elementar da sociedade, o pacto social. Quando a pessoa com quem se cruza na rua é um inimigo em potencial, está criado o estado paranoico. O simples gesto de mudar de calçada já é em si violento. Não se pode mais sonhar amparado no apito do guarda-noturno quando a desconfiança se generalizou. Essa ilusória e egoísta política da segurança é a melhor escola da violência e do crime.

Repito: o preço da liberdade é o eterno delito.

DEUS NÃO SEI, MAS A GLOBALIZAÇÃO É BRASILEIRA

O mundo não é mais o mesmo depois de 11 de setembro de 2001. Uns pensam que estamos diante de uma guerra de civilizações – de um lado a judaico-cristã, do outro, o Islã. Ambas nos levando a uma nova cruzada, como se expressou no primeiro momento o presidente norte-americano George Bush.

Outros, porém, defendem a ideia de que estamos diante da velha história do mocinho e do bandido. O mocinho norte-americano, bonito, rico, cheio de boas intenções, trabalhador, progressista, politicamente correto, contra o mal, o demônio, o enigma que se esquiva entre buracos arenosos, subterrâneos, do inferno. Essa é a visão do historiador Francis Fukuyama, que pregou o enforcamento em praça pública e, em seguida, a exposição das cabeças sanguinolentas desses demônios nos postes das cidades como método de desencantamento de candidatos a seguidores.

Essas duas visões têm em comum uma essência dual – sim e não, água e vinho, claro e escuro – que desemboca, forçosamente, no maniqueísmo do certo e errado, do estar a favor e do estar contra. É necessário um terceiro registro para sair desse modelo pegajoso de parceria, que tende a se repetir eternamente: ontem, foi um *hacker* das Filipinas que surpreendeu a ordem internáutica com seu contraditório *I love you*; depois, em outra escala e consequência, Bin Laden e Saddam Hussein. E amanhã, o que surgirá?

Não sabemos como nem quando, mas não há como duvidar de que algo semelhante se repetirá se não dermos chance à compreensão de um terceiro registro – que podemos chamar, como Jacques Lacan, de Real, um elemento que mostra o incompleto do mundo, que diz "nem todo mundo tem de ser assim... norte-americano, muçulmano, destro, canhoto, loiro, moreno". Enfim, não importam os exemplos, o que vale é destacar o "nem todo mundo".

O desejo humano é antagônico às soluções do "todo mundo tem de", às soluções totalitárias. Em uma semana, sente-se um gostinho de sucesso com o SBT derrotando a Globo. Davi sempre será mais simpático do que Golias, e a menina pobre levará o prêmio, mesmo quando o menino rico o merecer.

E o Brasil, nisso tudo? O povo brasileiro é um povo que sabe lidar com o terceiro registro, o do Real. Para começar, ele não se leva muito a sério, fato que evidencia seu conhecimento de que algo sempre escapa às nossas vãs consciências. Quando tudo parece perdido, surge sempre uma luz, mesmo que seja de lanterna de pilha fraca. A desconfiança do brasileiro em relação aos padrões rígidos de comportamento favorece a sua inventividade ante os piores abismos. Agora, no momento em que os padrões de sucesso despencam, o mundo volta-se para o Brasil – começam a considerá-lo um país interessante – para perguntar-lhe:

— E aí, amizade, como é que se sai dessa, como é que se goza no infortúnio ou no desvario?

Entre outros, é De Masi, o sociólogo italiano, que coloca as minas de conhecimento e administração do gozo no Brasil. A globalização, a satisfação da globalização, na verdade, é aqui, pois o Brasil há muito tempo descobriu e vive a flexibilidade. Somos doutores em saber tratar a surpresa, base de um mundo atual incompleto, sem ideais universais, além do bem e do mal.

O HOMEM CORDIAL E A PSICANÁLISE

A imagem do brasileiro é a de uma pessoa naturalmente simpática, extrovertida, prestativa, que se interessa imediatamente pelo problema do outro, de riso fácil, andar molenga, de tendência pacífica, amante da música, do sol e da multidão. Sua mais completa definição ainda é aquela consagrada por Sérgio Buarque de Holanda: o brasileiro é o "homem cordial".

A lhaneza no trato, a hospitalidade, a generosidade, virtudes tão gabadas por estrangeiros que nos visitam, representam um traço definido do caráter brasileiro, na medida em que permaneceu ativa e fecunda a influência ancestral dos padrões de convívio humano, informados no meio rural e patriarcal.[1]

Resistem os brasileiros ao coercitivo da civilidade e "nenhum povo está mais distante dessa noção ritualista da vida do que o brasileiro. Nossa forma de convívio social é, no fundo, justamente o contrário da polidez". O oposto ao homem cordial seria o homem polido, e a polidez é, conforme o autor,

> organização de defesa ante a sociedade; (...) equivale a um disfarce que permitirá a cada qual preservar intatas sua sensibilidade e suas emoções (...) é um triunfo do espírito sobre a vida. Armado dessa máscara, o indivíduo consegue manter sua supremacia ante o social (...) a polidez implica uma presença contínua e soberana do indivíduo.

Lendo *Raízes do Brasil*, o clássico de Sérgio Buarque de Holanda, compreende-se a distinção entre "cordial" e "polido" como derivada das diferenças, e a elas equivalente, do tipo aventureiro encontrado em Portugal, Espanha e Inglaterra, e o tipo trabalhador, estável, predominante no resto da Europa. Haveria uma incompreensão radical entre ambos, muito mais do que oposição evidente.

O primeiro desses tipos tinha como característica ir além das fronteiras, visar horizontes distantes. O segundo privilegiava a dificuldade a vencer, não o triunfo a alcançar.

---

1   BUARQUE DE HOLANDA, S. *Raízes do Brasil*. 24.ed. Rio de Janeiro: José Olympio, 1992. Todas as citações deste artigo foram retiradas desse livro, exceto aquela da nota 3.

Nos aventureiros, segundo Buarque de Holanda,

cada um é filho de si mesmo, de seu esforço próprio, de suas virtudes (...) À frouxidão da estrutura social, à falta de hierarquia organizada devem-se alguns dos episódios mais singulares da história das nações hispânicas, incluindo-se nelas Portugal e Brasil.

Não importam as tradições, pois o que vale é mais "a eminência própria do que a herdada". Esses fatores contribuíram para a criação do "homem cordial". Vejamos as características da cordialidade.

Intimidade
Ah, como é difícil a um brasileiro se acostumar à sutileza da diferença do emprego do *tu* e do *vous* em francês e como lhe parece estranha, até mesmo caricata, a sucessão de meneios de cabeça dos japoneses. Verifica-se uma enorme dificuldade no respeito a um superior. "A manifestação normal de respeito em outros povos tem aqui sua réplica, em regra geral, no desejo de estabelecer intimidade", diz Sérgio. É com facilidade que após quinze minutos de conversa dois brasileiros já "se contaram a vida toda", como até mesmo se diz no jargão, e, passada meia hora, descobrem-se amigos de infância.

Uso dos diminutivos
"No domínio da linguística esse modo de ser parece refletir-se em nosso pendor acentuado para o emprego dos diminutivos", escreve Sérgio Buarque de Holanda, o que pode ocasionar frases como: "Se eu me atrasar um pouquinho, você vai tomando um chopinho, com alguma comidinha, ou então dá uma ligadinha...". É a maneira de fazer tudo mais acessível, menor, próximo – uma vida que caiba na palma da mão, uma vidinha.

Omissão do nome de família

Quem foi criança no Brasil há de se lembrar de ouvir o pai perguntar:

— Mas esse seu amigo tem sobrenome? É José do quê?

E as crianças, sem entender, invariavelmente respondem:

— É José, meu amigo, ponto.

E que dificuldade na hora de encontrar um telefone na lista! E quantas vezes nem o prenome se sabe, pois há trinta anos só se conhece o apelido... Como diz Sérgio,

> seria talvez plausível relacionar tal fato à sugestão de que o uso do simples prenome importa em abolir psicologicamente as barreiras determinadas pelo fato de existirem famílias diferentes e independentes umas das outras.

Mais uma vez, para o aventureiro, não importa de onde se vem, mas o que se é. Os estrangeiros acham estranho que no Brasil a ordem alfabética seja a dos prenomes. Por sua vez, os brasileiros, ao serem chamados pelo nome de família, não se sentem identificados, pois pode se tratar de um irmão ou de um primo.

Ética da emoção

Qualquer forma de convívio há de ser ditada por uma "ética de fundo emotivo", como ressalta Sérgio Buarque. Até mesmo concorrentes, antes de mais nada, têm necessidade de ser amigos. Nem mesmo os ritos religiosos e seus personagens escapam ao "horror às distâncias", que parece constituir o traço mais específico do espírito brasileiro. Dizem que até a pompa do Vaticano, se no Brasil se instalasse, não resistiria à irreverência local e em poucos dias o papa teria um apelido camarada.

A uma religiosidade de superfície, menos atenta ao sentido íntimo das cerimônias do que ao colorido e à pompa exterior, (...) ninguém pediria, certamente, que se elevasse a produzir qualquer moral social poderosa.

É isso que explica, conforme Buarque de Holanda, o fato de a república brasileira ter sido obra de positivistas, ou agnósticos, e a independência, realizada por maçons.

Por essas características, já houve quem, no Brasil, pensasse que a psicanálise, para aqui se implantar, deveria sofrer um processo de, digamos, "tropicalização", tornando-se mais ao gosto da terra; que o estender a mão, o divã, etc. seriam coisas boas para os povos frios e polidos, "coisa de austríaco". Não perceberam que é outra a geografia da psicanálise, que não é ela mais própria ao polido do que ao cordial, nem vice-versa.

Sérgio Buarque de Holanda não faz apologia do "homem cordial", não o coloca no melhor dos mundos. Ele previne que a vida em sociedade, para o brasileiro, "é de certo modo uma verdadeira libertação do pavor que ele sente de viver consigo mesmo" e profere a máxima: "Ele é antes um viver nos outros". E conclui, citando Nietzsche: "Vosso mau amor de vós mesmos vos faz do isolamento um cativeiro".

Essa tipologia de imaginário social, do "homem cordial" e do "homem polido" pode ser comparada, a meu ver, com o intuito de uma crítica psicanalítica, aquela lembrada por Jacques Lacan, em seu seminário sobre a transferência, quando se refere aos tipos altruísta e egoísta. "Desconfiem do altruísta", ele alerta. Não para preconizar o egoísmo, é claro. Mas, se quanto a este não é necessário advertir o defeito, por ser evidente, o altruísta, em sua bondade, em sua piedade, no seu incansável querer bem ao outro, pode aparecer como um virtuoso moral.

É que, de fato, o precioso *Mitleid*, o altruísmo, não passa da cobertura de uma outra coisa, e vocês vão observar isso sempre, sob a condição, todavia, de estarem no plano da análise.[2] Lacan exemplifica o altruísta como um obsessivo que diz se casar com a pobre garota – alusão a uma histérica – por piedade ou respeito, "ficando ambos aborrecidos por muito tempo". Ao contrário do que o altruísta explica, escreve Lacan, "o que ele respeita, o que ele não quer tocar, na imagem do outro, é sua própria imagem. Se a intatibilidade, a intocabilidade dessa imagem não fosse cuidadosamente preservada, o que surgiria seria simplesmente a angústia".

A pessoa que se concebe altruísta não se angustia em face de uma possível maldade que cometeria ao abandonar a pobre garota. Uma porque ela só é "pobre" e "garota" em sua imaginação, e a experiência é pródiga em mostrar a dureza das "pobres garotas". Outra, mais fundamental, é que sua angústia reside no confronto ao objeto do seu desejo, quando ultrapassa a queixa e a insatisfação cotidiana. O difícil é que diante do que se quer – quando se pode querer – surge o desamparo, o *Hilflosigkeit* freudiano, o estar só ante seu desejo. Uma pessoa está sempre acompanhada ante o que não gosta, pois a reclamação é coletiva, daí os sindicatos. A opção desejante, por sua vez, é solitária; ela não se explica, se faz.

Há muito de altruísta no "homem cordial", e por isso nos permitimos emparceirar Lacan e Buarque de Holanda. O psicanalista esclarece o que o historiador descreve como "o pavor de viver consigo mesmo".

---

2   LACAN, J. "A transferência". In: *O seminário*. Livro 8. Texto estabelecido por Jacques-Alain Miller. Rio de Janeiro: Jorge Zahar, 1992. p. 352. (No original: *Le transfert*. Paris: Seuil, 1991. p. 423.)

Podemos entender esse pavor como oriundo da dificuldade de cada qual sustentar seu desejo, pois, sendo este singular, não compartilhável, surge com facilidade a fantasia da exclusão, de ser abandonado pelo grupo, tribo ou bando a que pertence. "Vão me matar" é um fantasma paradigmático. Assim se expressa Lacan a respeito:

> se a análise não conseguiu fazer com que os homens compreendessem que seus desejos, em primeiro lugar, não são a mesma coisa que suas necessidades, e, em segundo lugar, que o desejo apresenta em si mesmo um caráter perigoso, ameaçador para o indivíduo, que se esclarece pelo caráter evidentemente ameaçador que ele – o desejo – comporta para o bando, pergunto-me, então, para que a análise terá servido.[3]

Essa é então a nova forma de tratamento da angústia que a psicanálise propõe ao homem: levá-lo a sustentar seu desejo, a não ceder no que deseja. Para atingir esse ponto, é necessário atravessar o conforto das soluções coletivas, fantasmáticas. O fantasma é coletivizável, o sintoma é singular. Por isso é que o resíduo, o resto de uma análise, é um sintoma, um saber fazer, um estilo singular.

Não pensemos que, se nos ocupamos mais aqui com o cordial-altruísta, a vida seria mais fácil para o polido-egoísta, ou que este melhor suportaria o difícil de si mesmo. Ora, ao evitar o contato com os outros, o homem polido perde a chance de descobrir que existem os outros. Sua solidão é falsa, pois vive no mundo dele mesmo, onde só o familiar, o "como lá em casa", é valorizado.

---

3   Id. ibid., p. 356. (No original, p. 428.)

45

Dizer também que a psicanálise se acomodaria melhor ao imaginário polido europeu, por ser este mais adepto dos rituais de distância, de repetições dos encontros, das horas marcadas, seria tão falso quanto pensar que ela estaria mais adequada ao imaginário cordial brasileiro porque os brasileiros falam com mais facilidade de sua intimidade. A nenhum dos dois mundos pertence a psicanálise. Daí dizermos que sua geografia é a de um campo marcado por seu fundador, freudiano. Inútil almejar que na terra do campo freudiano surja uma nova proposta de convívio melhor do que a cordialidade e a polidez criticadas. Só podemos esperar que, ao final de uma análise, uma pessoa possa ter despojado de identificações imaginárias embaraçantes, estorvantes, e prove uma maneira peculiar de fazer passar na lógica deste mundo um quê de seu desejo, sem sufoco, mas sem por isso desprezar a cordialidade e a polidez.

SEM LIMITE

Um dia, talvez, quando os historiadores se debruçarem sobre os últimos vinte anos do século XX, notarão que uma de suas mais claras características foi o estabelecimento do "sem limite". Sem limite de distância, com a revolução da Internet; sem limite da cura, com novos medicamentos, clonagens, partos fabricados; sem limite de segurança, com carros blindados e guardas armados; sem limite da beleza, com plásticas estéticas e dermatologia cosmética.

E esses historiadores constatarão um paradoxo: ao contrário do que o "bom senso" poderia esperar, não acompanhou esse formidável progresso uma taxa equivalente de felicidade e de bem-estar. Ao contrário, o que se viu foi o crescimento dos quadros depressivos e das toxicofilias. Surpresa! O que aconteceu?

Em um primeiro momento, pensou-se que os novos métodos não traziam a almejada felicidade por serem subutilizados. Em consequência, tocou-se a multiplicá-los. Se um guarda é pouco, contratam-se dois, ou três, ao mesmo tempo que se transforma a casa em casamata, nada ficando esta a dever às celas de um presídio de segurança máxima. Conclusão: é a vítima em potencial, em seu afã de proteção, que acaba na cadeia – e, pior, por autoaprisionamento.

Raciocínio semelhante pode ser empregado para os outros novos remédios tecnológicos. Tomemos a beleza. Descobriu-se que o botox tem propriedades paralisantes, as quais propiciam o desaparecimento das rugas, porta-vozes da velhice. É mais aplicado na testa, fazendo-a ficar "lisinha" – o efeito pretendido. Ocorre que, ao ser aplicado no meio da testa, ele modifica a expressão facial da pessoa. Isso porque mantém as laterais livres, o que leva as sobrancelhas a arquear-se apenas nas pontas externas, reconstituindo, em *anima-nobili* (o nome acadêmico da espécie humana), os mesmos traços das terríveis bruxas das histórias em quadrinhos.

Belas, sem dúvida, mas bruxas. Aí, para retirar o efeito bruxa, só aplicando um pouquinho mais de botox nas laterais da testa. Pronto, agora não há mais bruxas, somente Barbies aparvalhadas, com cara de vazio. Finalmente – e esse é o prêmio de consolação, basta aguardar alguns meses para o botox ser reabsorvido, voltando tudo à velha forma. No caso do botox, assim, ainda dá para remediar.

Onde está o limite? Deslocadas pelas evoluções científicas de seu terreno chamado "natural", as pessoas sofrem hoje de uma verdadeira síndrome do "sem limite". Será que a única solução é o limite da dor, como quando uma pessoa se vê encarcerada em sua própria casa (ainda está na memória de todos a história do banqueiro que morreu queimado em seu banheiro superprotegido), ou de quando seu rosto perdeu a vida? Seria uma solução marcar o próprio corpo na tentativa de fixar um limite? Da automutilação às tatuagens e aos *piercings*, a fronteira é tênue.

O que esperamos é que a crítica esclarecida faça um trabalho de separação entre os formidáveis avanços científicos dessas últimas décadas e a ideologia a eles parasitária do tudo-pode, tudo-tem-jeito. Caberá a médicos e pacientes e, de maneira mais ampla, a fornecedores e usuários se responsabilizarem pelo estabelecimento de novos limites. Deverá privilegiar-se aquilo que se quer e não o que se pode.

A época da globalização, na qual entramos, exige de cada um o exercício de seu próprio limite, que hoje em dia vem menos da "natureza" do que da própria escolha responsável. É aquilo que eu quero que me restringe e não o que o outro – o tempo, por exemplo – me impede de conseguir.

Ah, mas não é nada fácil o exercício da expressão do querer. A pergunta: "Você quer o que deseja?" é uma das mais difíceis de responder. Por isso você está lendo este livro. Continuemos.

SIGMUND FREUD DO BRASIL

O brasileiro ama o inconsciente. Há povos que detestam. O brasileiro sabe que no fundo as coisas não são bem como se apresentam, que há sempre outra janela, outro enfoque, e que com o desejo não se faz ortopedia. A régua e o compasso da vida brasileira vêm de sua música, e não da engenharia. Um acerto, um jeitinho são sempre possíveis. O brasileiro é sério demais para se tomar muito a sério.

O Brasil é um país propício à psicanálise, pois esta só se desenvolve em comunidades que suportam questionar as soluções para o desejo humano, pondo em dúvida modelos padronizados. A psicanálise se dá muito mal em países totalitários – militar, política ou moralmente –, que estabelecem padrões coletivos de comportamento, onde todos gostam do mesmo sanduíche e vaiam o mesmo filme.

Freud está presente em vários segmentos da vida intelectual, científica e artística do Brasil. Podemos medir essa presença por meio de dois aspectos distintos, embora complementares, de sua obra: as determinações de pensamentos inconscientes em qualquer produção humana e a impossibilidade de obter garantia nas escolhas – deve-se incluir o risco em qualquer cálculo, mesmo no mais bem planejado.

São dois aspectos fundamentais e distintos. O primeiro – os pensamentos inconscientes – diz respeito à significação a mais que se obtém nas vias do inconsciente. O segundo – o cálculo incompleto – aponta ao que se chama Real, o limite da significação, a pedra no meio do caminho, diante da qual se deve inventar uma solução criativa. Não dá para simplesmente a atirar, porque se corre o risco de ir junto.

Na literatura, de Mário de Andrade e Oswald de Andrade a Clarice Lispector, destacando Raduan Nassar e chegando a novos talentos, como José Roberto Torero e Bernardo Carvalho, encontramos personagens tropeçando em suas identificações imaginárias embaraçantes, como em *A hora da estrela*, de Clarice, ou em *Lavoura arcaica*, de Raduan.

Na música, ouvimos quase uma enciclopédia analítica. Veja-se o exemplo do personagem criado por Adoniran Barbosa, que não quer perder o trem das onze porque sua mãe não dorme enquanto ele não chegar. Vejam-se também Chico e Milton ("o que será que nunca tem nome nem nunca terá") e a síntese perfeita no verso de Caetano, declarando que de perto ninguém é normal. Está aí uma frase que poderia ter sido escrita por Freud.

No cinema, vimos o filme *Central do Brasil*, de Walter Salles, tratar de um tema primordial da experiência humana, aos olhos de Freud: o pai.

Na política, há muito tempo se reconhece que nenhuma ação vinga sem o que os romanos chamavam de *affectio-societatis* – a afeição entre os cidadãos, na falta da qual nenhuma lei ou o melhor plano econômico tem a mínima chance de vingar. Encontramos nesses agentes sociais um vocabulário carregado do jargão psicanalítico.

Na ciência – e nas mais duras, como a lógica –, temos Newton da Costa, que, no Brasil, anos depois de Freud, pôs em fórmula científica – a lógica paraconsistente – aquilo de que o fundador da psicanálise intuíra a existência: um sistema lógico em que a contradição é possível, sem prejuízo da efetividade. Nas humanidades, o filósofo Renato Janine Ribeiro questiona o afeto na política e as certezas da instituição universitária.

Enfim, Sigmund Freud, cidadão do mundo, é, também, amplamente brasileiro.

Sigmund Freud do Brasil continua menino nesse novo século. E cheio de futuro.

FREUD EM POUCAS LINHAS

O homem de hoje, da era da globalização, não é mais como o homem de antes. Tampouco suas necessidades são as mesmas.

Na procura das paixões, dos desejos, desse sujeito globalizado que se transforma, a psicanálise avança para além de seu percurso tradicional.

O pensamento freudiano, difundido em demasia, é usado para dar justificativas a tudo: o casamento que se desfez, o estupro, a morte de alguém próximo, os desastres, os atentados. Nada mais tem muita importância porque "Freud explica".

A evolução da psicanálise busca consequência para o que escapa ao sentido, para o além do pai, além do Édipo, o ponto de incompreensão repetitiva, a pedra no meio do caminho, o "mais forte do que eu", ao qual ninguém escapa.

Se um dia a grande contribuição da psicanálise foi "Freud explica", hoje, mais do que nunca, a preocupação do analista é apresentar ao analisando o osso de sua existência, a "pedra" diante da qual ele terá de inventar algo novo.

A psicanálise de hoje privilegia o "Freud não explica", contrariando assim as soluções totalitárias e dando uma chance ao desejo e à invenção do novo.

VIOLÊNCIA, DESEJO E CIDADANIA

A violência assusta o civilizado. Pelo abuso da força, pela brutalidade, pela ofensa, pela profanação, pelo irascível – enfim, pela barbárie. Cada qual é a essência mesma da humanidade, fazendo um poeta como Castro Alves clamar aos céus diante da violência, da escravidão e da barbárie: "Por quê, meu Deus, por quê?".

Na tentativa de refletir sobre a barbárie, e talvez buscar uma resposta, eu diria que existem duas teses fundamentais, as quais disputam a explicação da base da violência: a tese da harmonia e a tese do conflito.

Os que defendem a primeira tese, a da harmonia, entendem que o homem tende naturalmente à harmonia. Se há violência, é por um desequilíbrio dessa harmonia natural. A segunda tese diz que o homem tende ao conflito e que, se há violência, é por uma falha na administração do conflito.

A primeira tese, a harmônica, é sustentada por uma ideia de compatibilidade possível entre o homem e a civilização.

A segunda tese, a conflituosa, sustenta-se na ideia de que há sempre um *resto* na relação do homem com a civilização.

Resta sempre alguma coisa para o homem desejar. É um resto promotor do desejo. A tese do conflito é a tese do desejo. A tese harmônica, por sua vez, é a da necessidade, contrapõe-se à do desejo. É utilitarista.

A sociedade anterior a Jean-Jacques Rousseau, filósofo do século XVIII, sabia que a relação entre os homens deveria ser intermediada e não imediata, não natural. Daí ter recebido também o nome de *sociedade polida*. Se hoje comemos com facas de ponta arredondada – e um dia ela já foi pontiaguda –, devemos isso ao cardeal Richelieu. Ele mandou arredondar a ponta das facas para que os nobres participantes dos banquetes não se cutucassem indevidamente.

Rousseau foi contra a normatização polida da sociedade. Ele defendia a tese de que era necessário dizer toda a verdade. Essa verdade seria a da natureza, e o acesso a ela se daria pela intimidade da confissão.

Não à toa, o título de uma de suas maiores obras é *Confissões*. Rousseau imaginava que a violência se estabelecia no momento em que o homem passava a viver em sociedade. Se o selvagem é bom, a cultura é ruim.

Com isso, faço um salto e vou para 1992, para Francis Fukuyama, nipo-americano formado em Harvard, diretor-adjunto de planificação política do Departamento de Estado no governo George Bush. Fukuyama ficou conhecido por seu livro *O fim da História e o último homem*, em que defende que a história acabou, que chegamos à mais avançada formação social, o neoliberalismo, e que o domínio do neoliberalismo no mundo leva o homem à felicidade. Não haveria mais história, para ele, porque a última concepção de homem é esta, que vivemos hoje.

A nova ordem mundial seria de paz e contra a cultura. E por que é contra a cultura? Porque é uma defesa da natureza, é uma defesa do bom e do selvagem, que faz os grupos sociais só reconhecerem validade no mimetismo deles mesmos.

Na identidade, e com a desvalorização da cultura, são os iguais que podem falar dos iguais, são as mulheres que podem falar das mulheres, são os homens que podem falar dos homens, são os loucos que podem falar dos loucos, são os violentados que podem falar da violência, e há uma tentativa da experiência bruta e imediata como única verificação e validade da verdade. É a droga que deve curar aqueles que têm atração pela droga, e são os violentados que devem falar da violência.

Vejo nisso o império da experiência, da imagem da igualdade. E esse império do imediatismo leva a sociedade a grupos distintos, que formam o bloco social e estão ancorados em uma certa realidade biológica. Por meio de *lobbies*, esses grupos manifestam seu valor social, normalmente valores de minoria. Essas ancoragens às vezes são fixas, levando a guerras, como na Bósnia.

Há quem defenda a ideia de que a harmonia é repressora por tentar manifestar uma igualdade entre todos. Uma sociedade é mantida pela tensão entre o coletivo e o uno, entre o uno que quer se fazer representar pelo coletivo e o coletivo que põe regras para a representação do uno em seu meio. As sociedades ditas harmônicas são aquelas em que os mecanismos coletivos determinam as expressões individuais. Mecanismos como os que o exército tem – como cantou Geraldo Vandré em um momento triste de nosso país – e que idealizam uma pátria que não serve a seus cidadãos. Mecanismos como o das empresas, em que o lucro passa a ser o primeiro, o meio e último objetivo; de igrejas, como se vê em certos canais televisivos, que apresentam um Deus tirânico para pobres, os quais sobem ao palco para fazer exorcismos públicos.

O contraponto a esses mecanismos de controle são as realidades individuais, sufocadas, como na Alemanha nazista, por uma arquitetura da destruição, tão bem representada pelo filme de Peter Cohen que leva exatamente esse nome: *A arquitetura da destruição*.

Contrapondo-se à ideia da harmonia violenta, temos um pensador, Freud, que trouxe a quebra da inocência natural do homem, a quebra do mito do bom selvagem. O conflito do homem com o mundo não é uma doença, não é um erro – faz parte de sua constituição. Como diria Carlos Drummond de Andrade, em seu brevíssimo verso: "Mundo, mundo, vasto mundo/se eu me chamasse Raimundo/seria uma rima, não uma solução".

Por que apenas uma rima, não uma solução? Porque, por mais que usemos o maior instrumento da civilização – a linguagem –, por mais que procuremos mimetizar na linguagem um nome que mimetize o próprio mundo, transformando-nos na linguagem do mundo (como Raimundo), seremos obrigados a constatar que podemos fazer boas rimas, e só. Essa não é uma solução da diferença entre o homem e a civilização.

A civilização, necessariamente universal, conflita com os mecanismos de representação dos desejos individuais. Nessa diferença entre a civilização e o homem, é necessário não o homem da certeza, como na harmonia forçada, mas o homem da aposta. Estar em conflito com a natureza não é necessariamente ruim. Alguns só podem suportar isso por meio de uma doença que possa fazer uma falsa ponte entre o si mesmo e o mundo. Trata-se da adequação à expectativa do outro.

Há também aqueles que, suportando esse conflito, pagam o preço da autorização de algo novo. São os criadores, a quem devemos tanto: poetas, escritores, cineastas, cientistas.

A história, do ponto de vista do conflito, não acabou e nunca acabará. A solução seria entender que o desejo humano não é uma frivolidade, não é uma coisa de pouco uso ou de pouco interesse, mas é algo necessário a uma dialética que possa dar lugar ao controle da violência entre outros, entre seres diferentes. Nessa perspectiva, o exército e a polícia são vistos como amigos da população, como participativos, como integrados dentro do processo da civilização. As empresas são abertas, põem em debate seus princípios, discutem como se conduzir, discutem seu lucro, sua derivação. A igreja não é aquela da televisão, do palco, do exorcismo fácil, do apelo histérico; trata-se de uma igreja ecumênica.

Não deveria haver predomínio de um lado sobre o outro. O "outro" lado é aquele em que os mecanismos da sociedade, os mecanismos universalizadores, sabem do conflito, sabem do incompleto de qualquer proposta. Eles necessariamente dão lugar às expressões artísticas, à literatura, à pintura, ao cinema, à invenção científica.

A tentativa de construir uma sociedade onipresente, uma polícia e um exército onipresentes, mantendo a todo custo uma repressão sobre as possibilidades de violência, gera mais violência.

Para concluir, poderíamos examinar qual dessas duas propostas é a "vencedora", no momento, no mundo. Eu diria que é a tese da harmonia. E isso porque a maior nação do mundo, que tem o poder econômico e o poder bélico, continua insistindo na dominação. O raciocínio é tão simples como enganoso: se sou rico, poderoso, posso determinar a maneira como as pessoas devem falar, amar, abraçar-se.

Fico me perguntando, uma vez que estou defendendo tese contrária, que força poderia se contrapor a esse domínio. Não é o poder do dinheiro, porque eles são mais ricos; não é o poder bélico, porque eles são mais fortes. Então eu diria que o contraponto é o poder do desejo. Em que sentido?

No sentido de que o desejo do homem, por não poder ser universalizado, padronizado, denuncia a vigilância opressora pelo ridículo. E já começamos a ver nessa sociedade sinais de ridículo. É ridículo, nos Estados Unidos, a Suprema Corte discutir se autoriza ou não a colocação à mostra do pênis do presidente da República, para verificar se ele tem ou não uma mancha denunciada por sua secretária quando era governador. É ridículo o casal norte-americano atual, composto por três pessoas – marido, mulher e advogado, porque a mulher e o marido têm de se referenciar ao advogado para saber se podem se beijar ou se abraçar. É ridículo quando crianças de seis anos de idade são expulsas do colégio porque se deram um beijo, como é ridículo que meninos que expõem a língua sejam acusados de "cunilingues".

Felizmente, não é isso que prevalece no mundo. Se por um lado existe a ridícula discussão da Suprema Corte norte-americana, por outro lado há a discrição, por exemplo, do enterro de François Miterrand, e vemos a dissociação entre o poder do Estado e as opções dessa pessoa, do homem François Miterrand. Nós vemos um Brasil em que alguns acham que foi ruim um francês dizer que não somos um país sério, e no entanto é formidável que os brasileiros não se levem muito a sério. Uma das causas da violência é que ela acontece entre pessoas que se tomam a sério, profundamente a sério.

VIVER NÃO TEM REMÉDIO
Para tudo tem remédio. Quem, na infância, não ouviu essa frase da boca de um parente mais velho, de um avô, de uma avó? Habitualmente, terminava pela expressão "meu filho", acentuando a característica de afago carinhoso da frase:

— Para tudo tem remédio, meu filho.

Entendíamos que era um consolo pelas dificuldades que enfrentávamos e que só o sábio tempo saberia cicatrizar as marcas das feridas que, aos olhos de hoje, nos trazem um sorriso condescendente: a bola furada, a bicicleta batida, a viagem perdida. A época atual, marcada por uma forte ideologia biologizante, quer transformar esse carinho em verdade científica. Tomando a sério a expressão "para tudo tem remédio", querem nos levar a concluir que todo problema é doença, pois é doença aquilo que se trata com remédio.

Surgem livrinhos para ensinar as pessoas a se autodiagnosticarem. São amplamente difundidos em serviços de saúde. Ensinam, por exemplo, a detectar a depressão. Trazem uma lista de questões elementares. Se você responder "sim" a mais de três, estará feito o diagnóstico: *Você tem dormido demais? Tem tido insônia? Você engordou nos últimos meses? Andou emagrecendo? Tem notado uma certa apatia, desinteresse? Tem se sentido excitado?*, etc.

O teste é ironicamente perfeito: ninguém escapa. Não há possibilidade de você não ser enquadrado nesse gênero de questionário. Feito o veredicto, na página seguinte é indicado o tratamento – algum remédio novo e avançado; e tranquiliza-se aquele que sofre, explicando-lhe que a depressão é uma doença como outra qualquer, como quebrar uma perna ou contrair um vírus, e que a pessoa não é em nada responsável por seu próprio sofrimento. Este é o ponto-chave: a irresponsabilidade pelos próprios sentimentos.

Não misturemos, nesta crítica, o imenso avanço verificado na farmacologia nos últimos anos. O problema é a ideologia que veio junto. Trata-se do neodarwinismo, que busca na biologia a explicação de todos os afetos. O neurobiólogo português Antonio Damásio, professor nos Estados Unidos, e o sociólogo nipo-americano Francis Fukuyama contribuem à fama dessa visão, em alta no mercado daqueles que acham viver muito complicado. É melhor, como os animais, já trazer no código genético a lição de casa feita do que se deve ou não desejar, amar, e de como gozar plenamente, como sugere Fukuyama em *A grande ruptura*. A menina apaixonada poderia corrigir, com medicamentos, o namorado capenga, transformando-o em um príncipe potente, magro e bem-humorado ao lhe oferecer coquetéis repetitivos de Viagra®, Xenical® e Prozac®. É ridículo, mas não estamos longe desse tipo de certeza. Médicos começam a ser agredidos em ambulatórios públicos quando se recusam a prescrever remédios, a seu ver, inadequados ao paciente e que, no entanto, lhes são violentamente exigidos, como se não os dar fosse negar, ao paciente, uma felicidade de propaganda.

O fenômeno do controle biológico do bem-estar e da sexualidade também apresenta repercussões sociais. Quem não se lembra da história do menino de seis anos de idade que, ao mostrar a língua para a professora de uma escola norte-americana, foi punido como pervertido sexual, pois estaria fazendo uma proposta indecorosa? Procura-se padronizar tudo, cada gesto, cada cumprimento. Triste fim daquilo que ficou conhecido como politicamente correto...

E quando alguém comete um desatino, como matar a namorada, e esse alguém é uma pessoa como todo mundo, sem a caricatura do meliante, imediatamente se buscam explicações médicas, como se os "normais" estivessem a salvo de desatinos. Não, não há como transformar a vida em algo irresponsável, insosso, inodoro, incolor, em que tudo teria hora e lugar predeterminados.

Se doença tem remédio, a vida não tem; ela é um renovado contrato de risco. Fico com a máxima do psicanalista Jacques Lacan: "De nossa posição de sujeito somos sempre responsáveis". Surpresas, encontros, ocorrem todos os dias. Contudo, o sentido que damos a eles é de nossa responsabilidade. Quando crescemos, podemos dizer ao vovô:

— Viver não tem remédio. Que bom!

FELIZ ANO-NOVO

Não adianta você querer dizer que nada tem a ver com isso, que é só uma data no calendário, que o ano-novo não muda nada, que todo dia é igual ao outro, que você está acima ou indiferente a essas convenções sociocomerciais, que o ano-novo é patrocinado pelas agências de turismo, como o Natal seria invenção do clube dos lojistas. A sociedade vive de pactos e convenções, que podem ser discutidos, mas não desprezados. Do contrário, seria como dar um tiro no próprio pé. Não se caminha sem acordos de convivência. E alguns, como o ano-novo, dada sua extensão universal, têm uma força simbólica real, que não permite indiferença. Até aquele mal-humorado que prefere ir sozinho à última sessão de cinema do dia 31 de dezembro, e que antes da meia-noite já está dormindo, não escapa ao ano-novo. Não querer ver a entrada do ano é uma reação negativa, mas é uma reação.

E todos os anos se renovam as promessas, mesmo que sejam as mesmas das últimas décadas – sempre anunciadas, nunca cumpridas – sem nenhuma vergonha do pecado. O ano-novo lava a alma do passado e estabelece um "daqui para a frente". Normalmente, as promessas se dividem em vir a ser mais apto, ou em vir a ser mais hábil. Ser mais apto é o sonho dos darwinistas, que acreditam, tal qual Y-Juca Pirama, que "a vida é combate/que os fracos abate/os bravos, os fortes/só pode exaltar". São partidários da sobrevivência dos competentes.

Outros, os hábeis, almejam o reconhecimento social – mal se reclamando de Hegel –, indiferentes às maneiras de obtê-lo, tanto mais quando os chamados emergentes passaram a ter destaque em novela e recebem aplauso popular. Pregam a habilidade, o jeitinho sedutor para obter a melhor vantagem. Mais vale aí a aparência de realização do que a própria realização, artimanha consagrada no ditado popular: "Comeu galinha, degustou peru". E a psicanálise, tem algo a dizer sobre as boas intenções do ano-novo? Sim, tem. Ao menos em dois aspectos. "Você quer o que deseja?" seria o primeiro; o inexorável da surpresa, o segundo. Muitas das promessas ficam só nas promessas porque é bastante comum não se querer o que se deseja. Esse aspecto até auxilia os analistas no diagnóstico. Obsessivos seriam os que só querem o que não desejam, pois assim não se arriscam a perder o que lhes é mais precioso, mantendo-o escondido a sete chaves; e histéricas aquelas que, eternamente insatisfeitas com o que obtêm, desejam sempre outra coisa. Querer o que se deseja implica o risco da aposta – toda decisão é arriscada – e a coragem de expor sua preferência, mesmo sabendo que toda carta de amor tende ao ridículo, como lembra Fernando Pessoa.

Então, no ano-novo, uma promessa analítica, se existisse, seria suportar querer o que se deseja e não temer a surpresa do próprio ano-novo. O momento mesmo do *réveillon* é o melhor exemplo do imprevisível: embora todo mundo saiba quando ele vai nascer, embora (tal qual obstetras do futuro) acompanhemos a contagem regressiva do nascimento em voz alta, não conseguimos evitar a curiosidade entusiasmada de ver sua cara em meio à sinfonia dos fogos de artifício e das bolhas de champanhe.

E todo ano-novo é multifacetado, tem uma cara para cada um, é o que o difere do ano velho, com suas conhecidas rugas e rusgas.

Tanto melhor, leitor, se o ano-novo o encontrar feliz.

CONFERÊNCIAS

- Os textos "*Matrix* ou Descartes *reloaded*", "A honra e o sentido da vida" e "Divino luxo" foram estabelecidos a partir do seminário *Vergonha, Honra, Luxo: Instrumentos para uma Clínica Psicanalítica da Pessoa e da Civilização do Século XXI*, realizado em 2003 com a colaboração do filósofo Renato Janine Ribeiro, professor de Ética e Filosofia Política na Universidade de São Paulo.

- Os textos "A ação do silêncio" e "O tempo da sessão" foram estabelecidos a partir do seminário *Inconsciente e Responsabilidade: Um Novo Amor*, de 2002.

MATRIX OU DESCARTES RELOADED

Matrix é um sucesso mundial. Milhões de adolescentes foram por ele capturados, seduzidos. Não me pergunto se gosto ou não do filme, não vem ao caso; o que me interessa é continuar o trabalho que fiz sobre música eletrônica. Parto da hipótese de que o adolescente do século XXI é um mutante que revela novas formas do laço social, que pedem reflexão. Destaco esse aspecto para análise: a decisão. Porque *Matrix* toca a decisão. Começando pelo mais evidente, lembro a famosa cena em que Morfeu mostra a Neo duas pílulas, uma vermelha e outra azul. Ambos estão dentro do universo da ficção, em que não é preciso decidir nada. Para saber se Neo é o mesmo que One – aquele que resgatará os seres humanos, subjugados pelas máquinas –, Morfeu o convida a uma escolha forçada: sair ou não do mundo virtual, do sonho, e encarar o real. Se escolher a pílula azul, Neo permanecerá na ficção sonhadora. Caso tome a vermelha, conhecerá o mundo além do sonho, sem possibilidade de retorno.

É semelhante à pergunta que um analista faz para um analisando no início do tratamento: você quer entrar em análise ou não? Quer mesmo tomar a pílula vermelha, como em *Matrix*, para conhecer um outro lado das coisas? Não seria melhor ficar nesse seu mundinho azul?

Recordemos rapidamente a história do filme. Os homens haviam tido uma brilhante ideia na guerra com as máquinas. Concluíram que, uma vez que as máquinas viviam da energia solar, nada melhor do que toldar o sol para lhes tirar a energia, a força. Assim, a guerra estaria ganha, pensavam.

No entanto, as máquinas perceberam que havia outra fonte de energia: a dos próprios homens. Para se alimentar dela, precisavam manter os homens imobilizados. Colocaram-nos em incubadoras gigantes, dormindo, e passaram a controlar suas mentes usando programas de computador. Criaram uma tranquilizante realidade virtual onírica; enquanto os homens dormiam nas incubadoras, geravam energia para as máquinas.

Alguns seres humanos conseguiram se safar desse programa. Um deles era Morfeu. A ele foi dada a missão de encontrar Neo, ou o One, que saberia decodificar o controle das máquinas, a "Matrix". Quando isso lhe é revelado, Neo precisa fazer a escolha mais difícil de sua vida: ou permanece como personagem de ficção ou assume os riscos de seu destino humano. Ele decide correr o risco. Toma a pílula vermelha e começa o desvendamento. Primeiro, vê-se como um enorme feto encapsulado, dando energia à máquina. Sai dali angustiado, tem crise de vômito, sente-se tonto, perde o cabelo.

Olha a infinidade de casulos, com seres humanos inconscientes, vivendo o "barato" da realidade virtual criada pelas máquinas. Pela primeira vez se dá conta de onde está. Fica apavorado, horrorizado – como um analista ao suportar seu ato, diria Lacan. Inútil para alimentar as máquinas, é jogado no esgoto, como um analisando que sente estar saindo pelo ralo ao perder identificações que lhe pesavam, mas que lhe davam um lugar. Para aguentar, tem de apostar em alguma coisa que venha depois. Não pode ficar só nisso.

Neo é recapturado do esgoto e levado à nave de Morfeu, ao mundo da pílula vermelha. A primeira pergunta que faz é significativa:

— Eu estou cego?

Neo nunca havia usado os olhos. Estava adormecido. Era um ser manipulado. Lacan diz que, quando atravessamos a janela do fantasma, pela qual víamos o mundo, nos sentimos cegos. Lacan diz que um clarão nos ofusca no momento da análise, porque, até aquele momento, não tínhamos utilizado os olhos.

Como acontece com o analisando no transcorrer de uma análise, Neo quer saber quem é. Vai até a Orácula, que não lhe dá a resposta. Ninguém a pode dar. Essa é uma decisão que o analisando tem de tomar, uma decisão apaixonada; nesse momento, ele percebe que não muda aquilo que está fora dele. Muda-se. É a mudança na ordem das próprias letras de seu nome que pode transformar Neo em One. Você inventa seu futuro com todas as letras de sua história, sem faltar nenhuma.

Na cena do treinamento da luta, Neo descobre que pode entrar e sair do mundo da ficção. É o que acontece ao final de uma análise. Você continua tendo fantasias, mas a diferença é que pode entrar nelas e sair.

Freud convidava as pessoas a se deitar em um divã e a falar tudo o que lhes vinha à cabeça, em associação livre. É um convite à quebra da regra da significação, como Morfeu ensina Neo a quebrar a regra aparente do espaço da luta. A psicanálise começa com uma quebra da regra da significação, avisando que, se você não quebrar essa regra, não conseguirá ir além daquilo que a matriz lhe permite dizer.

Lembremos a cena na casa da Orácula. Uma casa genial. Faltou pinguim na geladeira, mas de resto tem todas aquelas quinquilharias, incluindo as flores de plástico. As flores vão cair e depois disso virá uma pergunta fundamental sobre a determinação em nossa vida. A Orácula pergunta a Neo se as flores caíram porque estava escrito ou porque ela o alertara para tomar cuidado com o vaso. Será que há livre-arbítrio?

Notamos que, naquele momento, Neo está apavorado. E se ele for mesmo One, o escolhido? Quase pede para não ser. A Orácula diz que o processo de decisão só termina quando você não tem mais dúvida, e que a dúvida só para na paixão. E tanto o primeiro como o segundo *Matrix* terminam em cenas de paixão.

Neo também descobre que, se morrer no mundo virtual, morrerá no real. Algumas pessoas acham que as fantasias são irresponsáveis e que o imaginário não dói porque é imaginário. Neo pensava a mesma coisa. Achava que não sangraria se apanhasse no mundo programado do computador. Mas sangrou. Do mesmo modo, quando morre no mundo da ficção, morre também no real, na nave. Morre simultaneamente no mundo da matriz e no mundo real. Depois do beijo dado por Trinity, o coração de Neo volta a bater. No mundo real e no virtual. Quando ele volta, volta nos dois mundos. Começa a ter as propriedades daquele menino que entortava as colheres. E é nesse momento que, olhando para Smith, Neo o vê como é: um programa de computador. Lacan diz que em certo momento, no final da análise, a pessoa lê sua vida escrita em um quadro. Assim como Neo viu Smith.

Freud chegou a pensar que a única coisa que não morre, que não é simulacro, é a morte. E que nós nada mais seríamos do que portadores de um DNA que não morre, e que alguns autores chamaram de gene egoísta. Ele atravessa a nossa vida. Nós seríamos como os xerpas, aqueles carregadores de bagagem de quem sobe o Himalaia. Saber-se somente como xerpa de DNA dá uma boa ideia de como o mundo segue uma lógica própria, apesar de nós. Dá-se o nome de gene egoísta ao gene sobrevivente, que permanece vivo quando todos os outros morrem. Essa ideia está presente em Freud desde 1920, em *Além do princípio do prazer*. É quase dizer que a morte é imortal.

Trabalhei essa questão no meu livro *Da palavra ao gesto do analista* (Editora Manole, 2015), na página 180. Lacan pergunta sobre o pensamento do homem e o que o justifica, no que ele se ancora, em última instância. Não se trata das respostas da biologia darwiniana nem da dialética hegeliana do senhor e do escravo. Há uma substância a ser oferecida ao analisando para ele se confrontar no banquete, algo imortal. É um bom exemplo daquilo que vive, apesar de nós. A vida existe apesar de nós, como disse Alberto Caeiro.

Voltemos à decisão. Para tomar uma decisão, é necessário que a pessoa se pense. Só podem ter dúvida os sujeitos divididos. Assim, o primeiro aspecto sobre a decisão é que ela é vinculada à dúvida. O segundo aspecto é: gostamos ou não da decisão? Se fizéssemos uma pesquisa sobre isso, provavelmente mais de 90% das pessoas diriam que não querem tomar decisões. A linguagem é cheia de expressões para poupar alguém de decidir. A mais famosa é "seja o que Deus quiser", maneira clássica de não tomar decisões.

Temos horror da decisão porque toda decisão implica risco. Não existe decisão sem risco. Nosso horror da decisão foi tema de um dos livros mais famosos do mundo, o *Discurso da servidão voluntária*, de Étienne de La Boétie, publicado no século XVI. Ali, La Boétie afirma que sempre alegamos que nos "mandaram" fazer o que fizemos. De certo modo, todos respondemos como em Nurembergue. O filme *Julgamento de Nurembergue* mostra essa resposta: "Eu não tenho nada a ver com isso. Eu cumpria ordens".

É normal que as pessoas fujam das decisões, que cumpram ordens. Não necessariamente de sargentos ou capitães nazistas, mas até de agências de turismo. Em feriados, por exemplo, elas nos convencem a viajar; decidem isso por nós.

Há duas maneiras mais comuns de evitar tomadas de decisão, de enfrentar esse risco: pela certeza da ciência ou pela certeza da religião. Cientificamente, procuramos dizer o que devemos querer, fazer, ser. É o que muitos esperam do Projeto Genoma, por exemplo. Que ele determine cientificamente a liberdade e a felicidade do homem. Essa é a tese, por exemplo, do livro *A grande ruptura*, do nipo-americano Francis Fukuyama, para quem a felicidade humana está inscrita em nossas células.

Enquanto alguns se baseiam na ciência biológica, outros se baseiam na ciência econômica. Já foi motivo de riso neste país o fato de um humorista ridicularizar um ex-ministro, repetindo uma expressão que ficou famosa: "Meu negócio é número". Também tivemos um candidato à presidência que entendia poder definir o bem-estar dos brasileiros a partir dos números. Muitos decidem o risco ante a certeza dos números. Portanto, evitar o risco pela ciência pode ser útil à política. E a política científica é tirânica. Nem todo mundo evita a decisão. Há quem goste dela. Por exemplo, os artistas e os poetas gostam. Aqueles que passaram por uma análise devem poder suportar a decisão. Uma decisão importante é quando pôr um ponto final à análise. Essa decisão é uma afirmação. Toda decisão é uma afirmação. Nem todas as pessoas a temem. Algumas preferem sair desse mundo colorido, desse mundo azul, da pílula azul, como no filme *Matrix*. Preferem o risco fora da matriz da felicidade *prêt-à-porter*.

A decisão é muito importante hoje, quando vivemos uma mudança de era, de época. Quando isso acontece, há uma desestabilização na segurança, nas referências, o que aumenta a importância da decisão. E aqueles que não conseguem se decidir ficam deprimidos. Nesse caso, a depressão é uma covardia diante da decisão. Por isso, Lacan diz que, quando a pessoa cede em seu desejo, fica deprimida. A pior coisa que alguém pode fazer é estender um lenço de papel a um deprimido. Isso o solidifica em sua posição narcísica, de autopiedade.

A felicidade é uma responsabilidade humana. Não é para os covardes. Embora a decisão seja sempre pessoal, existem certas modalizações de época. Estamos falando sobre um outro item: as modalizações da decisão. A decisão é humana; só existe decisão na dúvida; toda dúvida é arriscada; todo risco é apostado, mas essa aposta é modalizada por uma época.

Na era industrial, tínhamos decisões modalizadas pelo poder e pela acumulação. Era o "império do falo", o império modelado verticalmente de uma sociedade piramidal.

As decisões na época globalizada não serão modalizadas pelo poder, pela acumulação, mas, ao contrário, pela participação e pelo usufruto. Ou seja, prefiro participar em vez de dominar, e prefiro vivenciar em vez de deixar para a velhice. Quer dizer, o enfoque muda. A ideia da acumulação está no eixo do tempo, de "um dia" se chegar aonde se quer. Quando se acelera o tempo, como na era da globalização, se arrebenta esse tempo.

Como é tomada a decisão modalizada pela participação e pelo usufruto? Como é que se afirma? Decide-se e afirma-se no corpo, não na razão. É a lição da psicanálise. Não podemos esperar que nossa decisão seja compreendida. Porque, se fosse compreendida, ela seria razoável, e aquilo que é razoável não é decidido no risco. Normalmente, aquilo que é razoável é chato. E aquilo que é decidido é apaixonante. A decisão se decide na paixão. Decisão e paixão estão juntas.

Cada um de nós decide sobre o corpo gozoso – o corpo além da biologia, aquele que goza e que o faz singularmente. A decisão não explica nem se justifica porque nela colocamos nosso corpo, o mais íntimo, o mais arriscado do corpo: o testículo. Porque a decisão é testemunhal, e o testículo está na origem da palavra testemunha. Foi o que fez os antigos pensarem que a palavra que decidia era privilégio masculino.

Tão masculino que uma das notas básicas da patologia obsessiva é exatamente a loucura da dúvida. O obsessivo não se decide nunca, fica como o jogador de futebol na barreira, antes da cobrança da falta, apavorado: escondendo a decisão, escondendo o testemunho, escondendo o testículo. O obsessivo sente-se feliz quando está onde não quer, porque, ali, nada pode acontecer. É o homem-trincheira.

Exemplifiquemos com a escolha do povo brasileiro nas últimas eleições [de 2002]. O que explica o crescimento da popularidade do presidente Lula e permite que ele seja mais bem avaliado do que o próprio governo? Respondo: a popularidade do presidente tem de ser interpretada por novos parâmetros, não pela ótica anterior. Tenho insistido nisso. Ainda é cedo para afirmar, mas Lula talvez seja exemplo de um líder da era da globalização. Seus próprios companheiros não compreendem nem acompanham sua posição de vanguarda. Estão presos a compromissos passados, enquanto Lula talvez almeje uma aliança de futuro. Procuro interpretá-lo em relação ao futuro, como a nova interpretação analítica é voltada ao futuro, não ao passado.

O brasileiro apostou em um homem que decide além do saber. Aqui, volto ao ponto inicial: por que a decisão é tão fundamental? Uma resposta está em *Matrix*, que pergunta se temos ou não o direito de escolha, se existe ou não o acaso, se estou ou não acordado.

Tais perguntas, que parecem tolas a alguns, não estão muito longe daquelas feitas, no século XVII, pelo filósofo René Descartes. Ele diz o seguinte na primeira "Meditação", parágrafos 4 e 5:

> Mas, ainda que os sentidos nos enganem às vezes, no que se refere às coisas pouco sensíveis e muito distantes, encontramos talvez muitas outras, das quais não se pode razoavelmente duvidar, embora as conhecêssemos por intermédio deles, por exemplo, que eu esteja aqui, sentado junto ao fogo, vestido com um chambre, tendo este papel entre as mãos e outras coisas desta natureza. E como poderia eu negar que estas mãos e este corpo sejam meus? A não ser, talvez, que eu me compare a esses insensatos, cujo cérebro está de tal modo perturbado e ofuscado pelos negros vapores da bile que constantemente asseguram que são reis quando são muito pobres; que estão vestidos de ouro e de púrpura quando estão inteiramente nus; ou imaginam ser cân-

taros ou ter um corpo de vidro. Mas quê? Eles são loucos e eu não seria menos extravagante se me guiasse por seus exemplos. Todavia, devo aqui considerar que sou homem e, por conseguinte, que tenho o costume de dormir e de representar, em meus sonhos, as mesmas coisas, ou algumas vezes menos verossímeis, que esses insensatos em vigília. Quantas vezes ocorreu-me sonhar (...) que estava neste lugar, que estava vestido, que estava junto ao fogo, embora estivesse inteiramente nu, dentro do meu leito? Parece--me agora que não é com olhos adormecidos que contemplo este papel; que esta cabeça que eu mexo não está dormente; que é com desígnio e propósito deliberado que estendo esta mão e que a sinto: o que ocorre no sono não parece ser tão claro nem tão distinto quanto tudo isso. Mas, pensando cuidadosamente nisso, lembro-me de ter sido muitas vezes enganado, quando dormia, por semelhantes ilusões. E, detendo-me neste pensamento, vejo tão manifestamente que não há quaisquer indícios concludentes, nem marcas assaz certas por onde se possa distinguir nitidamente a vigília do sono, que me sinto inteiramente pasmado: e meu pasmo é tal que é quase capaz de me persuadir que agora estou dormindo.[4]

Essas perguntas de René Descartes são fundadoras do homem moderno, são prévias do Iluminismo. *Matrix* pode ser visto como Descartes *reloaded* – é Descartes "recarregado" em 2003, para o povo jovem de 2003.

Alguns anos atrás, fiz um trabalho sobre música eletrônica e disse que ela surgia dos cacos, dos barulhos das ruas. Ela toca o corpo. Não tem palavra, tem ritmo. A palavra, quando perde a semântica, toca o corpo. É quando a palavra cria, e não quan-

---

4   DESCARTES, R. *Meditações*. Trad. J. Guinsburg e Bento Prado Júnior. São Paulo: Abril Cultural, 1973. (Col. Os Pensadores)

do informa. Essa palavra, na música, é mais bem representada pelo ritmo. Não dá para dançar com música francesa porque o autor faz discurso. Mas vejamos Ella Fitzgerald, por exemplo. Ela para de falar e transforma as palavras em um instrumento musical, faz duo com trombones, com saxofones.

No Brasil, Leny Eversong ficou conhecida por fazer a mesma coisa. Elis Regina era outra que fazia a divisão musical usando o mais importante instrumento conhecido na música: a voz humana. Frank Sinatra também mostrou a questão do ritmo, do corpo, ao dizer que sem ritmo não se toca o corpo, você não dança. Também na música brasileira já se disse algo parecido – que não se pode ensinar ninguém a dançar samba. Percebemos quando uma pessoa atravessa o samba pelo movimento do corpo, por um balanço sem ginga.

Na psicanálise não é muito diferente, porque o analista escuta o ritmo. Ele ouve o ritmo. E, nesse sentido, faz análise por música.

Tanto a música eletrônica quanto os filmes ao estilo de *Matrix* apontam para coisas novas. E é importante perceber novidades nos acontecimentos em vez de os submeter a um olhar normalizador. Essas novidades são uma resposta que as pessoas estão dando no mundo atual. Um mundo que foi sacudido violentamente pela globalização. Nele não caberia surgir nenhum Descartes. Mas surgiram as duas irmãs Wachowski (antes, irmãos), no norte dos Estados Unidos, que fizeram *Matrix*. Na reunião com a companhia produtora do filme, eles não falaram; desenharam e disseram: "Nós queremos isso". E em cima desses desenhos foram aplicados 300 milhões de dólares. De algo que nem foi explicado. Então, deixar tudo isso despercebido, dizer que o filme expressa apenas uma ideologia norte-americana é muito pouco. Expressa para quem tem velhos olhos, não para os adolescentes. É pobre. Faz a gente insistir na valorização de um paraíso perdido e perder as coisas novas que estão aí.

Para fechar essa conversa sobre a decisão, um poema de Fernando Pessoa, sob o heterônimo Alberto Caeiro, a respeito da nossa inutilidade no mundo: "Quando vier a primavera":

Quando vier a Primavera,
Se eu já estiver morto,
As flores florirão da mesma maneira
E as árvores não serão menos verdes que na Primavera passada.
A realidade não precisa de mim.

Sinto uma alegria enorme
Ao pensar que a minha morte não tem importância nenhuma

Se soubesse que amanhã morria
E a Primavera era depois de amanhã,
Morreria contente, porque ela era depois de amanhã.
Se esse é o seu tempo, quando havia ela de vir senão no seu tempo?
Gosto que tudo seja real e que tudo esteja certo;
E gosto porque assim seria, mesmo que eu não gostasse.
Por isso, se morrer agora, morro contente,
Porque tudo é real e tudo está certo.

Podem rezar latim sobre o meu caixão, se quiserem.
Se quiserem, podem dançar e cantar à roda dele.
Não tenho preferências para quando já não puder ter preferências.
O que for, quando for, é que será o que é.

A HONRA E O SENTIDO DA VIDA

O mundo virou um porre. E está todo mundo de porre. Há um gozo deslavado, debochado, escancarado que vem nos levando a consequências preocupantes. Levou-nos à guerra do Iraque por quem tem necessidade de exibir o cadáver do inimigo, por quem não suporta o mundo incompleto. Ou como aponta, sobre o Brasil, Miguel Reale Jr., em um artigo da *Folha de S.Paulo*: o Congresso vai "jogar para a torcida", aumentando as penas prisionais – o que não resolverá nada em relação à violência. Tanto os criminalistas como os analistas sabem disso.

Essas questões, assim como a toxicomania, o fracasso escolar, a histeria das Medeias, são reações da globalização, do curto-circuito da palavra. O mundo globalizou-se, perdeu os padrões que nos orientavam e agora não sabemos mais o que fazer nele e com ele. Por isso – em nível internacional, nacional e clínico, uma vez que a psicanálise não tem contraindicação, é preciso destacar, retomar e rediscutir elementos conhecidos que ficaram gastos, perdidos.

Um desses elementos é a honra. A honra, aqui, não deve ser entendida como excelência de procedimento em uma determinada comunidade. Não vamos falar da honra condecorável. O que nos importa é um aspecto silencioso e íntimo do sujeito, que o orienta a tal ponto que a perda desse aspecto desmerece a própria vida.

Há no mundo pessoas para quem a honra muda o sentido da vida. Há também os adeptos do *primum vivere*, maneira disfarçada de dizer "primeiro salvar a minha pele". Lacan, no início de seu ensino, falou sobre esse tema. Ao o reler, relembrei de minha proposta de anos atrás, quando me perguntaram sobre os critérios de entrada na escola de psicanálise. Dei como resposta: não deixem entrar chatos. Acharam que fosse um tema imaginário, mas não é. Chata é a posição do homem atual, do *primum vivere*, daquele que vive para salvar a própria pele.

Lacan fala do homem moderno na página 283 de "Função e campo da fala e da linguagem em psicanálise", um dos textos fundamentais dos *Escritos*:

> O eu do homem moderno adquiriu sua forma, como indicamos, em outro ponto: no impasse dialético da bela-alma, que não reconhece a própria razão de seu ser na desordem que ela denuncia no mundo.

A bela-alma, vocês sabem, é expressão hegeliana. Refere-se ao tipo "eu não tenho nada a ver com isso". É um modo de falar da indiferença histérica à responsabilidade que cada um deve ter diante de sua posição subjetiva, de suas escolhas, sintomas, felicidades e padecimentos. Lacan descreveu um modo de camuflagem do sujeito no discurso da ciência, assim escrevendo:

> Mas uma saída se oferece ao sujeito, para a resolução desse impasse em que delira seu discurso. A comunicação pode se estabelecer, para ele, validamente, na obra comum da ciência e nas utilizações que ela ordena na civilização universal.

A saída para esse homem *primum vivere* é a bela-alma, ou a validação pessoal na obra comum da ciência, nas utilizações que ela, ciência,

> ordena na civilização universal. Essa comunicação será efetiva no interior da enorme objetivação constituída por essa ciência e lhe permitirá esquecer sua subjetividade.

A questão é: como posso me desfazer de mim mesmo? Como posso esquecer minha subjetividade? Uma boa maneira de fazê-lo é pela via da "cientificização". Posso me "cientificizar". É o que tem acontecido, por exemplo, com a psiquiatria dita biológica. E com a mídia que lhe dá cobertura. A capa de uma conhecida revista semanal, em maio de 2003, anunciava que a depressão tem cura e que só não está erradicada porque os médicos ainda não acertaram as dosagens dos medicamentos. Essa é uma demonstração das tentativas de ordenação da satisfação humana em um suposto urso científico que acaba com a subjetividade, como dizia Lacan. Continuo:

> Ele colaborará eficazmente com a obra comum, em seu trabalho cotidiano, e povoará seu lazer com todos os encantos de uma cultura profusa[5] que, do romance policial[6] às memórias históricas, das conferências educativas à ortopedia das relações de grupo, dar-lhe-á meios de esquecer sua vida e sua morte, ao mesmo tempo que lhe dará meios de desconhecer numa falsa comunicação o sentido particular de sua vida.

Ele deixa clara a divisão entre pessoas que não querem saber de nada sobre o particular de sua vida e pessoas que se preocupam com a alienação no mundo moderno.

Há uma grande diferença entre a vida baseada na honra e a vida baseada no *primum vivere*. A vida baseada na honra é

---

5   Um autor francês de romances policiais, que escreve com mais de vinte pseudônimos, diz, em uma entrevista: "Conto sempre a mesma história, mas mudo os personagens e os locais". Ou seja, é preciso mudar para que tudo continue igual, para o adulto se sentir embalado na mesmice, como uma criança que quer ouvir sempre a mesma história – ou seja, me engana, mas me engana com "cultura". (N. do A.)

6   Cultura comum, obtida em revistas de variedades. (N. do A.)

para quem tem vergonha, porque a honra é aquilo que recobre a vergonha. A vida baseada na honra nos leva a falar em duas mortes: a morte pela honra e a morte natural. É um tema frequente em Lacan desde o Seminário 7, o Seminário da Ética: a morte biológica e a morte pela honra.

Dessa honra Lacan nos dá um exemplo por meio de um detalhe da vida de Édipo. Ele já tinha perdido tudo, castelo, mulher, reino, já tinha se cegado, era desgraçado. Em suas andanças, participou de um jantar em que serviam carneiro. Édipo se revoltou por não ter recebido a parte nobre do animal que a ele cabia, não por sua pessoa, mas pela posição que ainda lhe era devida. Pode parecer um disparate e de fato é malvisto nos dias atuais. É uma ousadia da psicanálise retomar esses temas aparentemente petulantes, arrogantes.

No entanto, retomá-los indica a necessidade de discutir um aspecto específico do aristocrata: alguém que deve obrigações a um aspecto identificatório que o designa, mas não lhe pertence. É a sensação vivida de haver alguma coisa mais forte do que o si mesmo. Lacan enaltece o escritor André Gide por ter insistido em sua singularidade. Gide, para Lacan, é um sujeito barrado ante um significante-mestre, o que lhe dá a posição do aristocrata. Definir assim a aristocracia desloca a questão da maneira como ela é habitualmente debatida, do terreno do "berço" ou dos "emergentes", para o campo da ética subjetiva, de suportar um aspecto maior do que si mesmo, "mais forte do que eu", pelo qual uma vida ganha sentido.

É por isso que, através desse significante-mestre, dessa singularidade, uma pessoa pode se articular com a rede geral de todos os significantes, com a linguagem. Reencontrar a singularidade do próprio traço, em qualquer tipo de expressão, é uma maneira de *destacar o estilo*. De um lado, há quem suporte um estilo, como Gide; de outro, os simples mortais. Aqueles que passam por uma análise procuram deixar de ser simples mortais. Querem alguma coisa além da sobrevivência. Querem algo mais. A aristocracia, em psicanálise, é democrática: a cada um foi dada uma singularidade. Mas nem todos receberam coragem para suportá-la. Do ponto de vista psicanalítico, ninguém precisa nascer Bourbon para ser aristocrata. Só precisa nascer. O traço aristocrático se perde quando a pessoa se acomoda em um significante indiferente da cadeia. Qualquer coisa é boa para os que não sustentam o traço diferencial, a marca. Eles vivem na indiferenciação, não possuem nobreza quanto a seu desejo. Quando, em psicanálise, se fala em "causar vergonha", busca-se o traço particular, que ele reapareça no tratamento para que a pessoa tenha a possibilidade de viver sua singularidade.

Vejamos a última parte da lição 21 do curso de Jacques-Alain Miller, de 12 de junho de 2002. Ele e Éric Laurent, nesse dia, comentaram o sentido a dar à última lição de "O avesso da psicanálise" sobre a questão da honra. O que Lacan propõe é uma atualização do significante-mestre – não o pensar como monarca, como sultão, como rei, mas pensar, nesse mundo pós-Revolução Francesa, se existe ou não o significante-mestre e qual sua atualidade.

O sentido contemporâneo do significante-mestre nada mais é do que o *ponto de capiton*, aquilo que tem a capacidade de permitir a leitura dos eventos da vida. Ou seja: "decifre seu inconsciente". No entanto, para o decifrar, necessita-se de uma chave. Qual o ponto, qual é o significante-mestre a partir do qual você vai ler sua vida? Como realçou Jacques-Alain Miller, esse significante-mestre é a honra que convém ao discurso psicanalítico, à ética do analisando – decifre seu inconsciente, deixe-o legível. Para isso, porém, haverá necessidade de um significante-mestre criado em uma análise.

Quando uma pessoa está em análise, passa por inúmeras identificações, que são como pontos de apoio a partir dos quais se justifica o bem-estar ou o mal-estar. O curioso é que o analisando, ao ver que esses pontos de apoio perdem importância, não se machuca, como temia. E pergunta a si mesmo: se continua bem apesar da perda desses referentes, o que é que de fato o sustenta?

É muito comum, ao sair de uma sessão difícil, o analisando dizer que se sente bem. Por que isso acontece? Porque ele depositava sua segurança, seu bem-estar, sua felicidade, em falsas muletas. Quando o analista as retira, o analisando acha que vai cair. Às vezes cai um pouquinho, como resultado de uma desorientação temporária. É notável como uma sessão de análise pode cansar o analisando a ponto de ele ter necessidade, logo em seguida, de um sono recuperador. É importante fazer diferença entre esse efeito, próprio ao tratamento, e uma reação histérica, cujo objetivo é, ao contrário, o de não querer se livrar do sintoma.

Não é mágica essa mudança; é psicanálise. É acreditar, é apostar no inconsciente. Para isso, é necessário o analista ter passado longamente por um divã. Pela mó do divã, que vai triturando o trigo, debulhando-o até um ponto mínimo, que Lacan chamou de "desejo do analista". É desse ponto mínimo que se pode dirigir uma análise e possibilitar ao analisando o abandono das muletas.

O significante-mestre, que Lacan chamou de S_1, deduz-se como resultado de todas essas desalienações, ou desidentificações. Alguém poderia perguntar o que é o S_1, pedir para o nomear. Tenho muita vontade de dizer que ele não tem nome.

Que está mais do lado da ação, do movimento, do que de um estado identificável.

Utilizo esses termos não filosoficamente, mas como instrumentos. A honra, assim como a vergonha e o luxo – que completam o título deste seminário –, são bisturis que escolhi por um motivo preciso: a previsão de Lacan dos anos de 1950 de que o homem se tornaria um chato. Contra o chato, relevos são necessários. Há uma vergonha fundamental em cada um, que a honra vai recobrir, anterior ao olhar do Outro, que dá uma pista para a ancoragem da satisfação desbussolada, do gozo, para a existência de uma estrutura no Real. Exemplifiquemos o tema por meio de uma pessoa que não era nobre, Vatel,[7] que prefere morrer a não ser um *maître d'hôtel* digno. É melhor morrer do que não cumprir bem sua função.

Vatel é um exemplo comezinho, mas mostra que a aristocracia, no sentido analítico, do ponto singular de cada um, é democrática, acessível a qualquer um. Na psicanálise, o que diferencia o aristocrata do não aristocrata não é o berço, é a coragem. É questão de uma atitude diante de um significante. O mundo de hoje vive na esbórnia do *primum vivere*, o qual faz a fortuna dos laboratórios que definem o homem a partir da biologia. Estamos nos antepondo a tudo isso.

Vamos, agora, para um outro ponto polêmico, o estado de exceção. Valho-me de um texto do filósofo Giorgio Agamben que foi publicado na *Folha de S.Paulo* em 16 de março de 2003, no caderno Mais. O texto chama-se "A zona morta da lei" e é sobre Carl Schmitt:

---

7   Vatel, *maître d'hôtel* do Grand Condé, foi responsável, em 1671, pela recepção que Condé ofereceu a Luís XIV. Como os peixes encomendados para o jantar não chegaram a tempo, Vatel suicidou-se. Por vergonha.

Schmitt sabe perfeitamente que o estado de exceção, à medida que instala uma suspensão da ordem jurídica em seu conjunto, parece subtrair-se a toda consideração de direito. Mas trata-se precisamente, para ele, de assegurar uma relação, qualquer que seja, entre o estado de exceção e a ordem jurídica [leiam: "entre o gozo e a cadeia significante"]. O estado de exceção distingue--se sempre da anarquia e do caos, e num sentido jurídico [da cadeia do significante], há nele ainda uma ordem, ainda que não se trate da ordem jurídica ["há nele uma estrutura, ainda que não seja uma estrutura significante"]. Esta articulação é paradoxal [claro que é paradoxal: tem um elemento na base da estrutura que não lhe pertence. Como é paradoxal fazer análise e curar pela palavra aquilo que não está no circuito da palavra] quando se considera que o que deve ser inscrito no interior do direito se revela essencialmente exterior a ele.

Trabalho o estado de exceção como aquilo que faz a exceção de cada um, algo que destacamos da aristocracia, o referencial sem o qual não vale a pena viver.

Todos conhecem, em Lacan, o termo *êx-timo*. Ele inventa essa palavra para se contrapor ao termo íntimo. Agamben, sobre Schmitt, fala: "Esta articulação é paradoxal quando se considera que o que deve ser inscrito no interior do direito se revela essencialmente exterior a ele". É paradoxal fazer análise quando você verifica que aquilo que é mais íntimo de você mesmo se revela exterior a você.

Agamben diz: "Seja qual for o operador dessa inscrição do estado de exceção...". O operador, para Lacan, tem uma estrutura no Real. Um analisando pode achar que o analista tem um quê de ditador, enquanto muitos procuram pensar nele como um "chapa". No momento da análise, no entanto, o analista não é amigo, não é simpático, não é nada disso. O analista encarna a radical diferença do analisando. É o operador de uma exceção. Lacan, que abriu os seminários para seus analisandos, sabia marcar muito bem a diferença: a análise é sempre soberana. Ela se dá em um movimento de radical diferença. Portanto, não tenhamos medo de que a orientação do gozo em uma análise vá levar a pessoa a ficar no seu casulo, excluída do convívio social. Quem faz análise não termina encapsulado. Paradoxalmente, ele terá a necessidade do Outro, porque o Outro é ele mesmo.

É inacreditável a justaposição que pode ser feita do texto de Agamben com passagens de Lacan: *a suspensão da cadeia significante ainda pertence ao domínio da psicanálise, e não ao da farmacologia.* Os colegas psiquiatras biológicos acham que o fato de ter certos sintomas atuais, que não são tratados pela cadeia significante, justifica e explica a utilização dos psicotrópicos. A genialidade de Lacan foi incluir na psicanálise o "Freud não explica" para capturar a reticência da cadeia nos sintomas não interpretáveis: o fracasso escolar, a obesidade, a violência despropositada, a drogadição. A clínica anterior, a do explicar, pode ter efeito terapêutico. A segunda clínica de Lacan, ao contrário, a clínica do "Freud não explica", marca indelevelmente a psicanálise, pela intervenção que toca o Real através do ato analítico. Se quisermos, e em termos schimittianos, ato político.

Leio o último parágrafo desse artigo:

Perguntamo-nos então por que o nomos tem necessidade, de maneira tão constitutiva, da anomia? [zona do gozo, ilegal, que lhe é constitutiva]. Por que a política ocidental deve se pautar por esse vazio interior? Qual é, portanto, a substância do político se ele é, por essência, destinado a esse vácuo jurídico? Enquanto não formos capazes de responder a essas questões, não poderemos, tampouco, responder a esta outra, cujo eco atravessa toda a história da política ocidental: o que significa agir politicamente?

É porque existe um estado de anomia que torna possível a ordenação efetiva do Real. Assim, o estado de exceção introduz no direito uma zona de anomia que torna possível a ordenação efetiva do Real.

Falamos várias vezes que a psicanálise de hoje não permite que a pessoa se conheça mais – estaríamos ainda na cadeia significante –, mas muda a relação de uma pessoa com seu gozo. Como o gozo é a expressão do Real, trata-se de mudar a ordenação do Real. E eu só posso mudar a ordenação do Real se conseguir operar com essa zona de anomia.

O mundo globalizado, a meu ver, não pede estudos interdisciplinares, e sim estudos desespecializados. Estamos forçando, querendo, buscando, apostando na desespecialização. Por quê? Porque as especialidades são alienações da ordem do "pai" (psicanaliticamente falando) da era da indústria. Uma pessoa que se diz especialista é especialista baseada em um padrão.

Lembro de um artigo publicado em *O Estado de S. Paulo* em que um professor de ética falava que era preciso "pôr ordem" na bagunça atual. Segundo o ponto de vista dele, Carlos Alberto Di Franco, o que está faltando é ordem, família. Ele termina o artigo dizendo que precisamos resgatar o sentido de família, de disciplina, porque estamos em crise de autoridade e essa crise veio porque a gente resolveu ter prazer. Segundo ele, o problema do mundo é que nós tivemos a ousadia de ter prazer. Transformou o prazer em regra absoluta. O sacrifício, a renúncia e o sofrimento, realidades inerentes ao cotidiano de todos nós, foram excomungados pelo *marketing* do consumismo alucinado.

Para ele, prazer é consumismo alucinado, e ética quer dizer sofrimento, dor, qualquer coisa parecida. Infelizmente, esse texto foi mandado para todos os pais de alunos de um colégio muito conhecido em São Paulo...

Retomemos. Qual é, portanto, a substância do político se ele, por essência, está destinado a esse vazio jurídico? O político, por essência, ocupa o vazio jurídico. Quando discutimos Kelsen, dissemos que o discurso da norma acaba com a política, com a subjetividade; o mundo normatizado vai acabar pasteurizado. A tentativa da ortopedia geral da satisfação humana vai nos levar a pasteurizar o leite e a perder o roquefort, um queijo não pasteurizado. Ele tem fungos, e nem todos os fungos matam.

O que, hoje, significa agir politicamente? Discuti essa questão com Tercio Sampaio Ferraz Jr. Concluímos não ser necessário inventar um mundo, mas perceber que existe um mundo novo, descobrir sua essência para o transformar em algo mais "convivial", mais respirável.

Encontramos na reflexão de outro filósofo, Ortega y Gasset – "eu sou eu e minha circunstância" –, o exemplo humano da exceção estruturante, criadora. Recomendo a leitura de *Mirabeau ou o político*:

> Costuma-se pensar que o político ideal seria um homem que, além de grande estadista, fosse boa pessoa. (...) Talvez o que mais diferencie a mente infantil do espírito maduro seja que aquela não reconhece a jurisdição da realidade, deturpa as coisas com imagens desejadas, sente o Real como matéria mole, mágica, dócil às combinações de nossa ambição. A maturidade começa quando descobrimos que o mundo é sólido (...) Começa-se a partir daí, a partir dessa postura, a desprezar os ideais do puro desejo e a estimar os arquétipos (...).

Ortega y Gasset, para se antepor a esse ponto de vista, toma Mirabeau como exemplo:

> A humanidade é como uma mulher que se casa com um artista porque é artista e depois se queixa porque o artista não se comporta como chefe da repartição. (...) A política de Mirabeau não apresenta nenhuma obscuridade. Como os fatos de todo um século se encarregaram de comprovar, foi a obra mais clara que se levou a cabo na Revolução Francesa. Se há algo no mundo que tem o direito de causar surpresa e admiração é o fato de que este homem, alheio às chancelarias e à administração, ocupado em um tráfico perpétuo de amores turbulentos, de pleitos, de canalhice, que roda de prisão em prisão, de dívida em dívida, de fuga em fuga, subitamente, por ocasião dos Estados Gerais, acaba se convertendo em um homem público e improvise, vale dizer que em poucas horas, toda uma política nova, que viria a ser a política do século XIX: a monarquia constitucional. (...) cria não só os princípios mas também os gestos e a terminologia, o estilo e a emoção do liberalismo democrático segundo o rito do continente.

Que fez Mirabeau? Inventou uma nova ordem, que é a monarquia constitucional, resolvendo o impasse originário da Revolução Francesa. Ele juntou os impossíveis e por isso é considerado um dos gênios da humanidade – comparado, por Ortega y Gasset, a César. Continuo:

> (...) E no entanto querem tirar Mirabeau do Panteão.

Lembremos: Mirabeau morre, vai para o Panteão; querem tirá-lo de lá porque ele era meio "devasso", não respeitável para estar no Panteão. Os defensores dessa ideia tentam encantar a Assembleia francesa: "Considerando que não há grande homem sem virtude...", Ortega y Gasset responde:

> Note-se, pois, que não me ocorre contestar o título de virtudes à honradez, à veracidade, à moderação sexual. São, sem dúvida, virtudes. Mas pequenas. Diante delas encontro as virtudes criadoras de grandes dimensões, as virtudes magnânimas. Chénier não quer reconhecer o valor substantivo destas quando faltam aquelas, e é isso que me parece uma parcialidade imoral em favor do pequeno.

Ele não mede as palavras: "uma parcialidade imoral em favor do pequeno":

> Porque não é somente imoral preferir o mal ao bem, mas igualmente preferir um bem inferior a um bem superior. A perversão existe onde quer que exista a subversão do que vale menos contra o que vale mais, e é certamente mais fácil e óbvio não mentir do que ser César ou ser Mirabeau. (...) E por sua vez aquela subversão se avoluma quase sempre em nome de uma moral evidentemente falsa e repugnante. (...) Em vez de censurar o grande homem, porque lhe faltam as virtudes menores e padece de pequenos vícios, em vez de dizer que não há grande homem sem virtudes, em vez de concordar com o homem comum, seria oportuno meditar sobre o fato quase universal de que não há grande homem com virtude.

Entenda-se: com pequena virtude.

> É isso que, com tendência para um lado ou outro, mas com escandalosa insistência, nos mostra a história. E em lugar de nos

esquivar pela vã dimensão de uma frase, devemos introduzir aí o bisturi da análise. O pensamento não nos foi dado para evitar os problemas, os agudos problemas bicornes, mas, ao contrário, para os enfrentar de peito aberto, agarrando-os pelos chifres. Se observarmos esse tipo de pessoa, vamos encontrar alguns traços constantes. Primeiro, a impulsividade. Para Mirabeau, viver era responder imediatamente com uma ação à excitação que recebia de fora. Refletia depois de estar fora de si, envolvido com a ação. Nas pessoas não impulsivas, o pensamento precede a ação, ou seja, questiona-se a própria ação, antecipando-a em forma de ideia. Isso implica que a ação não seja decidida e executada senão depois de ter sido aprovada como ideia. Como as relações entre as ideias são muito complicadas, a pessoa não impulsiva, a refletida, decide quase sempre não agir. Mirabeau não questionava seus atos, salvo depois de se achar dentro deles, e seu pensamento servia somente para aperfeiçoar a execução.

Segundo, o ativismo. Uma consequência da impulsividade é a necessidade constante de ação. Como Mirabeau dizia de si mesmo, só podia viver uma vida executiva. (...)

Há, pois, duas espécies de homens: os ocupados e os preocupados, os políticos e os intelectuais.

Tomo esta imagem bastante rica para a contrapor à ideia de um mundo chato. Se a psicanálise serve para o tornar menos chato, já faz um imenso favor à humanidade. Para Ortega y Gasset, há, afinal, homens preocupados e ocupados, intelectuais e políticos. Preocupado é um tipo de intelectual, no caso um obsessivo, inativo e chato. Diz Ortega y Gasset:

Pensar é se ocupar antes de se ocupar. É se preocupar com as coisas. É interpor ideias entre o desejar e o executar. A preocupação extrema leva à apraxia, que é uma enfermidade. O intelectual é, com efeito, quase sempre, um pouco doente. Por sua vez, o político é como Mirabeau, como César, um magnífico animal, uma esplêndida fisiologia.

Concluo. Como Lacan, o político age sem a menor intenção de ser compreendido ou aceito. Ao político, é vital a ação; como ao analista, o ato, que em nada depende de compreensão ou aceitação.

DIVINO LUXO
Para interpretar um mundo em desvario, desbussolado como o nosso, é fundamental a preocupação com a orientação do gozo. E o luxo é algo que o capta, que o orienta. É nesse sentido que o vamos analisar. Não como assunto leviano ou supérfluo, de ostentação e poder, mas como elemento que toca na relação do homem com o divino, base de sua identidade.

A psicanálise começou na época industrial, pré-globalização. O complexo de Édipo era, digamos, o melhor e o mais apropriado *software* do século passado. Sabíamos, por meio dele, nos conectar com o desejo e com o gozo. Hoje em dia, uma série de problemas, de sintomas – aquilo que chamamos os novos sintomas – não são capturados pela estrutura edípica. Os jovens, atualmente, não fazem análise na clave, como em música, edípica. Enquanto alguns realizam coisas maravilhosas, outros morrem nas drogas, entram no fracasso escolar, no suicídio, na bulimia, na anorexia. São sintomas de um "vírus" grave, que cabe aos analistas detectar.

A droga não é uma oralidade, um prazer fixado na boca, como se dizia, nem é suficiente dizer que suicídio é masoquismo. Essas categorias eram apropriadas a um mundo padronizado, em via de extinção. A globalização não tem padrão. Não neguemos o que há de novo, insistindo na comodidade de nossos velhos óculos. É preciso, já diziam os poetas concretos, ter olhos novos para o novo.

A palavra, em sua vertente de produtora de saber, não captura o gozo. Lacan desiste de fazer que a palavra, em associação livre, o capture. Não é necessário saber para lidar com o gozo; é um equívoco continuar a dizer que se faz análise para saber mais. É por isso que os analisandos se surpreendem com as mudanças que experimentam. É comum, para uma pessoa em análise, reagir, de maneira a ela mesma inesperada, diante de situações semelhantes àquelas vividas anteriormente. Se, no passado, elas reagiam a determinada circunstância de modo X, surpreendem-se ao reagir, agora, de maneira Z. Esperam chorar e riem; esperam rir e choram; esperam abraçar, batem; esperam bater, abraçam. Quer dizer, descobrem que não são mais as mesmas.

Digo *descobrem* porque o saber sobre a mudança é posterior a ela. É essa a consequência do ato analítico – uma ação cujo saber é posterior ao agir. Lacan desenvolve uma teoria do ato que contradiz qualquer *standard*, ou ideia, de que a análise é interminável. O objetivo da análise é captar as palavras capazes de tocar e modificar o corpo do analisando.

Em alguns momentos, no meio de uma análise, uma palavra faz o corpo reagir. Com lágrimas, por exemplo, mas essa é a reação mais comum. Estou pensando em outros tipos de resposta, como uma redução dos batimentos cardíacos, uma crise hipoglicêmica ou hiperglicêmica, no meio de uma sessão. Há quem reaja com ruídos. Dependendo da palavra dita, ouve-se o ruído dos movimentos intestinais. Essas reações corporais escapam ao diálogo, ao circuito da palavra conversada. Se a psicanálise só funcionasse nesse circuito, não conseguiria tratar dos novos sintomas, dos "mutantes" do século XXI.

E o luxo? Eu dizia que a psicanálise vai pôr um ponto de breque ao gozo, um ponto de estabilidade no corpo, e por isso se interessa pelo luxo. Temos registros do luxo na era do homem da caverna. Dessacralizado em nossos dias, desde a Revolução Francesa, o luxo era sinal de identidade, da relação do homem com Deus, ou melhor, do homem com algo maior do que ele, incompreensível e inapreensível, e que, mais tarde, muitos viriam a chamar de Deus. Era a marca da aliança, a maneira que o homem encontrou de não se perder. O luxo *situa* o homem em relação a Deus, ou aos deuses.

É importante refletir sobre como e por que o luxo passa de Deus para o âmbito da pura exibição burguesa. Se, em um primeiro momento, o luxo representa um acesso a Deus; em um segundo momento, "compra-se" o acesso a Deus; e, em um terceiro momento, deixa-se o divino de lado, não se precisa mais dele; precisa-se mostrar ao outro que se possui mais do que ele. Para ilustrar o que digo, vou citar alguns trechos de uma conversa entre Domenico De Masi, sociólogo, professor universitário em Roma, e Frei Betto, dominicano, jornalista e escritor. Diz Frei Betto:[8]

Gosto muito da metáfora da catedral. Às vezes, quando amigos meus vão para a Europa pela primeira vez, principalmente para a Itália, digo a eles: "Se andarem pelo interior e numa pequena cidade encontrarem uma catedral, parem, porque essa cidade tem história". No período medieval, quando uma cidade queria

---

8 DE MASI, D., BETTO, F. *Diálogos criativos*. São Paulo: Deleitura, 2002. p. 30.

adquirir *status*, era edificada uma catedral. Às vezes a custo até de privações do povo da cidade, movido pelo discurso do poder clerical. Essas pessoas faziam sacrifícios que pesavam à sua sobrevivência, em louvor a Deus. Visitando catedrais, ou quando olho para a ponte Rio-Niterói, sempre me pergunto: quanto sofrimento e sangue existirão por trás dessas obras de arte? Hoje, quando uma cidade brasileira quer adquirir *status*, ela constrói uma catedral chamada *shopping center*. Quase todos têm linhas arquitetônicas de catedrais estilizadas. Esse é um valor, não para mim, mas para muita gente. O *shopping center* com suas linhas de catedrais são templos de consumo. Você não pode ir ao *shopping* com qualquer roupa, tem que ser roupa de missa de domingo, ali entra pelo claustro escutando aquela musiquinha do gregorismo pós-moderno, musiquinha de esperar dentista. Contempla as várias capelas onde os veneráveis objetos de consumo encontram-se em nichos acolheitados por belíssimas sacerdotisas. E quem não puder comprar, sente-se no inferno.

Se tiver de entrar no cheque especial, no cartão de crédito, na compra a prazo, vai doer, sente-se no purgatório. E se puder comprar à vista sente-se no céu. Mas os três serão consolados na saída, na eucaristia pós-moderna da mesma mesa do McDonald's.

É bem-dito o fruto da palavra de Betto. De Masi responde, à página 38:

Mas Frei Betto diz também ser dominicano. E, enquanto dizia, minha mente passou por todos os inocentes que no curso dos séculos foram torturados pelos dominicanos da Santa Inquisição. São amigos íntimos. E me perguntei: por que a história é tão cruel e tão vingativa, para sempre se enfurecer com outros inocentes? Com isso, sendo laico, eu não pretendo dizer que existe uma característica nemésica na história. Pretendo dizer que pertencer a uma religião não nos torna imunes nem de cometer nem de sofrer grandes crimes. Também por isso eu sou laico. Quanto à metáfora da catedral, ela é interessante por muitos motivos. E eu estou perfeitamente de acordo com o Frei Betto quando diz que os *shopping centers* de hoje são como catedrais modernas que servem para elaborar ilusões e acumular dinheiro. Mas creio que essa comparação também pode ser invertida, afirmando que as catedrais eram o *shopping center* da Idade Média. Não o local de preces, contemplativo, até mesmo místico como hoje é para nós uma igreja, mas também o local de entretenimento e de mercado. Historicamente, a catedral nasceu para afirmar a identidade das igrejas locais e dos bispos locais contra aquelas que podemos chamar de multinacionais da Igreja romana, isto é, as potentes ordens religiosas dos dominicanos, dos franciscanos etc., que ameaçavam exatamente a autonomia das autoridades religiosas das cidades particulares. Se um povo fazia grandes sacrifícios para construir a própria catedral, isso acontecia não somente para glorificar o Senhor e os próprios santos preferidos mas também porque, por meio da catedral, afirmava-se a própria identidade e a própria liberdade.

Mais adiante, à página 40, De Masi fala do purgatório respondendo a um comentário de Frei Betto. Diz:

> Não por acaso o maior estímulo da criação de igrejas deu-se pela descoberta ou pela invenção do purgatório. Praticamente o purgatório não existiu até o século XII e representou uma grande vitória da Igreja romana em comparação com todas as outras religiões. Esse último aspecto merece alguma palavra a mais. Nenhuma religião, exceto a católica, tem um purgatório. Todas

as outras têm somente uma situação pós-morte. Por exemplo, o Averno dos romanos, o sheol dos hebreus etc. Ou no máximo duas situações sobrenaturais: a eterna alegria ou o eterno sofrer. O catolicismo foi a primeira e permaneceu a única religião que criou uma zona intermediária entre o inferno e o paraíso, isto é, o purgatório. Como demos importância à metáfora da catedral, também daremos à do purgatório. Que não é somente uma área intermediária entre a eterna felicidade e o eterno sofrimento, mas também uma área intermediária entre o céu e a terra porque os vivos podem ajudar os mortos que estão no purgatório. Acelerar a passagem ao paraíso das almas purgantes. Como é que se acelera essa passagem, Betto? Por meio das indulgências. Enriquecendo igrejas e santuários. Em poucos séculos as indulgências constituíram a base, a raiz, a origem do capitalismo moderno. O dinheiro, os legados, as doações que chegavam aos santuários para a compra de indulgências por parte de fiéis aterrorizados pelas chamas do purgatório e desejosos de salvar a própria alma salvando a alma de qualquer finado, contribuíram para aquela acumulação primária, da qual nasceram os primeiros grandes investimentos empresariais e da qual nasceram os primeiros bancos. Porém, muitos desses antigos bancos nascidos para gerir o dinheiro das indulgências levam até os dias de hoje nomes de santos ou de locais religiosos.

É só se lembrar de nomes de bancos italianos: Banca de Sao Paolo, Banca de Santo Angelo e por aí vai. Entre nós, existe [em 2002] um banco que, não satisfeito com um só santo, resolveu coletivizar a bênção: Santos.

Nesse momento, eu diria que o luxo está voltando a Deus. O caminho será interceptado pelos analistas, que vão fazer um pequeno desvio e vão colocar o luxo no corpo. Contudo, a psicanálise corre o risco de se transformar em uma religião. Jacques-Alain Miller dizia, em uma conferência: "Vai ver que é até bom. Em vez de fazer Escola da Causa Freudiana, eu vou fazer a Igreja da Causa Freudiana".

A sigla, em francês, é a mesma – ECF –, porque igreja, em francês, é *église*. Ele zombou, perguntando: "Será que eu vou ficar bem? Finalmente a gente vai poder ser cardeal, nos chamaram de cardeal a vida inteira...".

Vocês já perceberam que estou falando por *flashes*, por provocações. À medida que avanço, percebo o quanto tudo isso é provocativo, porque mexe. Mas, se não fosse para mexer, por que estaríamos falando nisso? Como diria Lacan, poderíamos procurar um tipo qualquer de burocracia. Burocracia não mexe em nada.

Voltando às provocações, vejamos agora algumas passagens do livro *Le luxe éternel*, de Gilles Lipovetsky e Ellyete Roux, publicado pela Gallimard no primeiro semestre de 2003. Lipovetsky é conhecido no Brasil por *O império do efêmero* (Companhia das Letras, 1989). *Le luxe éternel* tem um subtítulo: "Da idade do sagrado ao tempo das marcas". Vamos tratar, aqui, do texto escrito por Lipovetsky, e que está na primeira parte do livro, com quatro capítulos. O primeiro capítulo trata do sagrado, do Estado e do luxo; o segundo, do luxo moderno e pós-moderno; o terceiro, da feminização do luxo; o quarto, do luxo e do sexto sentido.

Vou direto ao capítulo IV. Mais especificamente, à conclusão dele – de que o luxo é o sexto sentido. É inteligente falar isso. Porque o sexto sentido é a intuição, a mulher, é aquilo que escapa à razão. Os outros cinco sentidos são mensuráveis. Se tenho miopia, posso medi-la por graus. Posso avaliar quem tem bom ou mau paladar. Posso medir o olfato, o tato, a audição. Mas não posso medir o sexto sentido.

Lipovetsky diz que o luxo vem da festa primitiva da era paleontológica: "No quadro desta, diminuir as riquezas significava lutar contra a degenerescência do universo, preparar sua renovação, regenerar o Tempo".

É a ideia do luxo como oferenda a Deus. Você não dava um anel à mulher, dava um anel a Deus. Continua Lipovetsky, à página 90:

A despesa festiva guardava uma relação marcada ao tempo, sendo que a consumação excessiva tinha por objetivo, nos sistemas simbólicos primitivos, reatualizar o tempo primordial e repetir a passagem ao cosmo: através disso, assegurava-se um novo ciclo de vida, o rejuvenescimento e a recriação do mundo. Os sacrifícios e os bens preciosos dedicados aos deuses eram sempre acompanhados de preces relativas à fecundidade e à longevidade: é necessário dar generosamente às potências do Além para receber longa vida e o cêntuplo na outra vida. Os ricos mobiliários funerários eram destinados a assegurar a melhor sobrevivência dos mortos. Na Idade Média e na Idade Clássica, no momento da morte, os privilegiados doavam por testamento suas riquezas à Igreja, a fim de preparar a salvação eterna.

Desse primeiro momento, em que o luxo é uma relação com Deus, vai-se para um segundo momento, uma confrontação, em que o luxo entra na disputa com o outro, na base do "quem pode mais?". Página 89 de *Le luxe éternel*:

No coração das atitudes suntuosas estão a competição social pelo reconhecimento e o desejo de tomar vantagens sobre os outros. É sempre o desafio agonístico e a guerra das consciências que subjazem ao fenômeno. Se é inegável que as condutas de luxo são indissociáveis dos afrontamentos simbólicos entre os homens, é muito redutor ficar nessa leitura unidimensional. De fato, a suntuosidade sempre esteve em parte ligada a outros fins e a outras crenças, entre elas, em particular, crenças relativas à morte, ao sagrado e ao mais além. O homem do luxo foi inicialmente *homo religiosus*, dando respostas socialmente instituídas às questões da morte e da sobrevivência: em todos os locais, a confrontação com o semelhante é um desdobramento de uma confrontação com o invisível sobrenatural e a angústia da morte.

Acho isso interessante. O luxo serve para acalmar o homem, desde a era paleontológica até a Idade Moderna. Um analista poderia reescrever o trecho "é um desdobramento de uma confrontação com o invisível sobrenatural e a angústia da morte" da seguinte maneira: "...o invisível sobrenatural que está fora da natureza das palavras, que não se consegue nelas captar e que angustia". É a angústia da morte. Se analisarmos o luxo no tempo de longa duração, utilizando a categoria do historiador Ferdinand Braudel, veremos que o luxo assim se manteve até a Revolução Francesa, quando se degenerou em batalha pela hierarquia social.

Por que digo que estamos voltando ao sentido antigo do luxo? Porque a hierarquia social está indo por água abaixo. No mundo da globalização, a hierarquia social evapora. Vamos ficar no império do efêmero, vamos cair no cinismo, defendem alguns, em que a única coisa que existe é aquilo que vivemos no presente. Essa mesma questão aparece em diversos domínios da experiência humana. Não temos e nem mais teremos uma sociedade hierarquizada; isso não é possível na globalização. Os laços sociais vão se multiplicar em pequenos mundos.

Globalização é uma multiplicidade de pequenos e provisórios globos. As pessoas se juntam por um certo tempo para fazer alguma coisa e, depois, adeus. Notemos os eventos-relâmpago convocados pela Internet e que foram um fenômeno mundial até pouco tempo atrás. Os internautas combinavam, via rede, de se encontrar em determinado lugar, para executar alguma coisa *nonsense* (bater os sapatos no asfalto da avenida Paulista, por exemplo). Depois, se dispersavam.

É o império do neoindividualismo. As marcas de luxo, nos tempos recentes, tiveram de conciliar imperativos contraditórios. Por um lado, perpetuar na tradição; por outro, inovar – ser fiel a uma herança sendo, ao mesmo tempo, moderno.

É o caso, por exemplo, do telefone celular Tim. Ele se popularizou porque é barato. E quem compra um celular barato obviamente só quer fazer ligações locais. No entanto, quando a Tim entrou no mercado, em São Paulo, a propaganda alardeava a possibilidade de telefonar para Paris, que estaria "na esquina". O problema é que não se falava com a *verdadeira* esquina – o bairro vizinho – por falta de antenas locais. Voltando a Lipovetsky:

> Na formação composta de tradição e de inovação, de lógica passadista e de lógica presenteísta, que é o luxo, o polo criativo representa, de mais a mais, o papel-chave sobre o qual repousa o futuro. Nem tradição, nem moda, o luxo de hoje é híbrido da tradição e da moda, reestruturação do tempo da tradição pelo [tempo] da moda, reinvenção e reinterpretação do passado pela lógica modal do presente.

Isso guarda proximidades estreitas com o final de uma análise, entendido como reinterpretação e reinvenção da tradição.

Quem tem mais de 25 anos hoje [em 2002-2003] sofreu a filtragem edípica de seus afetos. Para não sair nu, vestiu a roupa da histeria, da psicose, da perversão ou da obsessão. Afinal, era a roupa disponível. Em uma análise, é levada em conta a perda dessa roupagem, o envelope formal do sintoma. É necessária a legitimação desse ponto em uma análise.

Eu gostaria de lembrar algo interessante. Quando algumas marcas de luxo começaram a se estabelecer, no século XIX, o senhor "poderoso" ia ao artesão e encomendava um anel ou um traje para a esposa. Qualquer um de nós, ao ir até o palácio real, em Petrópolis, verá as roupas da família imperial, mas não verá o nome do costureiro. Ninguém tem a menor ideia de quem seja ele. Há uma mudança fundamental entre essa época e aquela em que o artesão confeccionava o objeto antes de ele ser solicitado. Quer dizer: antigamente, ele só criava um modelo *depois* de o cliente pedir. Anos mais tarde, a coisa se inverteu – a roupa é criada *antes*, e o consumidor tem de "entrar" nela.

Um bom exemplo disso é Karl Lagerfeld, um dos mais conhecidos estilistas atuais. Ele perdeu 40 quilos. Por quê? Porque adorava os ternos de John Galliano e, pesando 110 quilos, não entrava nem na manga. Então, perdeu 40 quilos para poder usar os modelos de Galliano. É algo factível no nosso século, mas impensável cem anos atrás.

Significa que, a partir de um certo momento, os criadores passaram a definir o futuro. São as primeiras pessoas a inventar tendências, a dizer o que vai acontecer. Estão na vanguarda. São diferentes. Em *Além do bem e do mal*, Nietzsche diz que existe um prazer de se saber diferente. Talvez ele tenha previsto o que aconteceria nos nossos tempos, além do bem e do mal, mais além do princípio do prazer. Quer dizer, além do bem e do mal, há um prazer de se sentir diferente.

Lacan também fala sobre esse prazer. Está no seminário sobre a transferência. Ali, ele diz da dificuldade de uma pessoa sustentar a sua diferença, porque a diferença a exclui do grupo. Mas conclui a citação dizendo: "Se uma análise não serviu para a pessoa suportar essa exclusão, a análise não serviu para nada". Em um tempo de individualismo galopante, afirma-se a necessidade de se destacar da massa, de não ser como os outros, de se sentir exceção. Assim, as motivações elitistas sobrevivem, apesar de não mais fundadas na ostentação social. Agora, fundam-se no sentimento da distância em relação ao outro, do gozo de uma diferença que se busca por obtenção de coisas raras, singulares, que fazem um furo no comum.

Um lado importante da dinâmica pós-moderna do individualismo conduz ao "viver por si", ao ser menos tributário da opinião do outro, a privilegiar as emoções íntimas. Outro lado, porém, leva à comparação com os outros para existir mais, marcar a singularidade, construir uma imagem positiva de si para si mesmo, sentir-se privilegiado, *outro* em meio aos outros. Os sentimentos elitistas, exigências da comparação vantajosa em relação aos outros, não têm nada de novo. Mas hoje se recompõem a partir da lógica do neoindividualismo – mais para si do que em relação ao olhar do outro. Essa dimensão de tipo narcísico é a dominante no mundo de hoje. Mas a redução do peso do julgamento do outro que acompanha o neonarcisismo contemporâneo não significa a diminuição da importância da relação de si aos outros.

É difícil fazer a passagem direta para a psicanálise. Onde está a dificuldade? O neonarcisismo identifica a pessoa ao si, enquanto a psicanálise "desidentifica" a pessoa ao si. Não é uma pequena diferença. É uma diferença abissal. É a diferença entre narcisismo e castração. Hoje em dia, trata-se não tanto de estar filiado a um grupo ou de testemunhar um estado de riqueza. Não é isso que se busca. Busca-se expressar uma pessoalidade singular, uma originalidade, um gosto pessoal que não precisa estar baseado em formas ou padrões convencionais. Hoje, o luxo está mais a serviço da promoção de uma imagem pessoal do que de uma imagem de classe.

O trem de vida que a sociedade nos impõe, nas classes superiores, nos levou a um luxo livre, não conformista, sem obrigação, sem sanção. É semelhante à frase em que tenho insistido: "Não se explique nem se justifique". A consumação do luxo está em via de "desinstitucionalização". Todo mundo está se "desinstitucionalizando", paralelamente ao que está ocorrendo nas esferas da família, da sexualidade, da religião, da moda, da política.

Lembremos que, quando o presidente do Brasil (Lula) foi recebido na Organização Internacional do Trabalho, em Genebra – que reúne os sindicalistas do mundo todo –, em 2003, disse simplesmente: "O tempo do sindicalismo acabou". Só. Se Fernando Henrique dissesse isso, seria apedrejado. O Lula vai lá para dizer que o sindicalismo acabou e sai aplaudido.

"Desinstitucionalização", individualização. Significa ao mesmo tempo a emergência de uma relação mais afetiva, mais sensível aos bens de luxo. Sob o avanço do neoindividualismo, novas formas de consumo dispendioso aparecem. E estão muito mais no regime das emoções e das sensações pessoais do que nas estratégias distintivas de classe social. Hoje em dia, por exemplo, vendem-se mais cremes antirrugas do que maquiagem. Isto é, os produtos com aspectos medicinais são mais procurados do que os produtos cosméticos. O luxo passou a ser outra coisa.

Como diz De Masi, o luxo continua sendo uma raridade. O que é raro? Primeiro, o tempo. Nossa maior riqueza é o tempo.

Segundo, a autonomia; terceiro, o silêncio. Quarto, a beleza e, quinto, o espaço. São esses os cinco elementos do luxo, para Domenico De Masi. E aí ele comenta que o grande luxo é entender que uma pessoa come pêssegos e damascos, e gosta de comer pêssegos e damascos. Contudo, se um dia alguém lhe disser que pêssegos e damascos são originários da China – e depois são roubados da China pelo imperador do Japão quando este a invade, e do Japão vão para a Pérsia, e da Pérsia se difundem pela Europa –, quando a pessoa puser um pêssego ou um damasco na boca, depois de saber de tudo isso, vai ver que o gosto é outro. Isso porque há toda uma história, em um pêssego ou em um damasco, que não se conhecia antes e que altera o modo como a pessoa percebe essas frutas. Destaca Lipovetsky que:

> As práticas do luxo hoje em dia estão muito menos ligadas nas vias do olhar do outro, uma vez que elas estão dominadas pela busca de saúde, do experiencial, do sensitivo, do bem-estar emocional. Teatro das aparências, o luxo se encaminha a se pôr a serviço do indivíduo em sua vida íntima e em suas sensações subjetivas. Haverá um luxo para cada um.

O luxo é também aquilo que fica. O charme do luxo nas nossas sociedades é aquilo capaz de ressuscitar uma aura do sagrado e da tradição formal e de fornecer tonalidade cerimonial ao universo das coisas e de reinscrever a ritualidade no mundo desencantado, massimediatizado da consumação.

É outra resposta, não tem nada a ver com o "não vá ao *shopping center*" de Frei Betto. Não tem nada a ver com a posição de Domenico De Masi: "Vá ao *shopping center* e depois faça um ócio criativo", embora o ócio criativo de De Masi seja o luxo. Lipovetsky continua:

O que eu quero dizer é que estamos vivendo uma reativação do princípio ritual que está sendo reciclado por uma lógica hedonista e emocional. A arte de viver que acompanha o luxo não é mais uma convenção de classe. O luxo é o teatro para melhor saborear os prazeres dos sentidos, é um jogo formal investido da carga de melhor sensualizar a relação com as coisas. As sociedades que vêm desencadear a febre da renovação e obsolescência acelerada dos produtos e dos sinais fazem surgir, efetivamente, em compensação, ou para reequilibrar uma exigência nova do intemporal, do perene, de bens que escapam à impermanência e ao "tudo eu jogo fora". É da espiral incontrolável do transitório que se desenvolve hoje o gosto das raízes e da eternidade.

Por aí há uma surda necessidade espiritual. Todos nós a temos, vivida de maneira ambígua. Nossa relação com o luxo é nossa necessidade, nesse momento, de nos subtrair à inconsistência do efêmero e de tocar em solo firme, sedimentado, em que o presente esteja carregado de uma referência durável.

É preciso, assim, dar peso ao tema *luxo*. E a todos os temas que estão nas ruas, operando com eles analiticamente. É preciso não aceitar que a análise não tenha fim. A vida é combate, como diria Gonçalves Dias em *Y-Juca Pirama*. Porque a psicanálise tem seus escolhos, tem seus rochedos. As religiões se ocupam desses temas. As pílulas também. A meu ver, é interessante que a psicanálise se ocupe imediatamente deles. E da mesma maneira como Freud, no início do século passado, ofereceu e pôs no mercado um "produto" chamado psicanalista, temos de reintroduzir o psicanalista no mundo globalizado. O psicanalista do século passado é um bibelô no mundo globalizado.

Pergunto como se pode levar uma pessoa à consistência imaginária de um luxo que lhe seja próprio, que responda a seu gozo, que lhe sirva de âncora diante do desconsolo. Os adolescentes estão nos falando de *Matrix*. De música eletrônica. Proponho trazer essas coisas para a consulta analítica. Já fiz isso com a música eletrônica. Aí há uma solução e eu não sei qual é. Quando pergunto aos jovens, eles dizem: "Não é para você entender". Quer dizer, há uma necessidade de legitimar isso.

Sobre esse ponto, o luxo está ligado ao amor e à recusa do amor que passa. No amor, há o desejo da eternidade. Mesmo o prazer de ficar na superficialidade da chama não é prazer sem um laço com a eternidade. A eternidade com aquilo que não muda, com o Real de que nos falou Lacan, gerador de um presente tão imenso que se torna inesquecível. Talvez possa ocorrer que por meio das paixões do luxo, ou ao menos de algumas entre elas, se expresse menos a pulsão de destruição do que sua conjuração. O luxo, mais do lado de Eros do que de Tánatos, mais do lado do ser que do vir a ser, mais do lado da memória do que do esquecimento. Talvez alguma coisa de metafísica, chamada psicanálise, paire sempre sobre os nossos desejos de gozar, como os deuses, das coisas mais raras e mais belas.

A AÇÃO DO SILÊNCIO
Antes de falar do tema de hoje, o silêncio, leio uma questão colocada na última conferência por um dos participantes. É a seguinte:

> Seu seminário traz muitos questionamentos, causando inquietação nas várias colocações feitas. Tenho uma pergunta, apesar de pensar que você talvez já a tenha explicitado ou abordado. Como falar em ética na e da psicanálise não só no *setting* analítico mas no social, numa sociedade em que a perversão é cada vez mais normalizada, chegando ao ponto de se tornar moda em alguns casos, e em que a violência e o desrespeito ao outro são um fato banalizado?

Respondo lembrando de *Fale com ela*, filme de Almodóvar que me chamou bastante a atenção. Um enfermeiro cuida de uma mulher muito bonita, em coma, sem saber se ela vai se recuperar. Com os recursos da ciência, hoje – um tormento para muitas famílias –, deixa-se alguém em estado de coma no hospital, ou mesmo em casa, durante anos. Não se pode desligar o aparelho porque sempre há a ideia de que alguma coisa possa acontecer e fazer essa pessoa recobrar a consciência. Esta é a cena: um enfermeiro, que cuida dessa moça.

Do outro lado, temos uma toureira – não um toureiro, há uma inversão dos papéis clássicos – bastante masculinizada que briga com o marido e acaba se envolvendo com um jornalista que a vai entrevistar.

Em uma viagem, ela tenta falar alguma coisa para o jornalista e é impedida. Na arena, leva uma chifrada e entra em estado de coma. É internada no hospital em que está a outra moça. O namorado jornalista da toureira e o enfermeiro passam a se encontrar regularmente. Mais tarde, o ex-marido da toureira aparece, dizendo que os dois tinham se reconciliado – era isso que ela queria falar ao jornalista durante a viagem e não conseguiu.

O jornalista cede seu lugar ao marido. E continua amigo do enfermeiro. Este, por sua vez, gostava de dar plantão à noite, para manter relações sexuais com a moça em coma. Essa moça fica grávida e ele é preso. Na prisão, a única coisa que lhe interessa é saber se o filho nasceu. O jornalista conta-lhe que o filho morreu, mas não diz que a moça sobrevivera. O enfermeiro se mata, um *Romeu e Julieta* da atualidade, deixando uma carta de amor.

As pessoas comentam sobre o filme quase dizendo: "é normal". É normal ter relações com uma pessoa em estado de coma... É normal que esse filho nasça... Tudo é normal.

Parece-me uma maneira interessante de abordar a questão com a qual abri este seminário. Em uma sociedade globalizada, que perdeu os parâmetros verticais que definiam – ou que mais ou menos estruturavam – comportamentos, gozos e emoções, como é que vamos julgar? Como fica a psicanálise nessa sociedade?

Essa não é uma questão nova. Desde o Seminário 7, de 1959, Lacan separava ética de *moral*. A *moral* é a maneira como se estabelecem os costumes. Filmes como o de Almodóvar põem em questão os costumes e perguntam: onde está o anormal? Essa é uma questão moral importante. A questão ética é saber se vamos adotar um mundo completo ou incompleto. A ética psicanalítica é ligada à adoção de um mundo incompleto, com responsabilidade pelo desejo, que é o incompleto que toca cada um.

Filmes como *Fale com ela* provocam os analistas – e outros profissionais do incompleto –, para que tomem a palavra e contribuam com esse debate mundial necessário à reorientação do gozo, em uma época em que, se nada for feito, teremos o vírus reacionário cada vez mais presente. Não existem só vírus biológicos. Se eu me referir ao vírus da Aids, todos entendem por que é localizável, eu o vejo pelo microscópio, sei como é, dou-lhe um nome, pesquiso uma vacina para ele. Existe, enfim, uma maneira empírica de trabalhar com o vírus da Aids.

Existem também os vírus sociais. Neste momento, tão perigoso quanto o vírus da Aids é o vírus do autoritarismo, do nazismo, do racismo. Entram galopando na civilização ocidental e possivelmente já infestaram mais do que o vírus da Aids. E se o vírus da Aids mata, é bom lembrar que o do nazismo não fica atrás. E que temos uma responsabilidade diante da civilização.

Em 2002, foi lançado um filme de Steven Spielberg, *Minority Report*. Tom Cruise é o herói. Spielberg conta a história dos *pre-cogs*, indivíduos que teriam a capacidade de conhecer a ação do outro antecipadamente. Do jeito como a coisa vai, vamos prender as pessoas pela intenção. Muito parecido com aquela afirmação do catecismo de que "pecamos por pensamentos, palavras e obras". Pensou, pecou. Só que antigamente se fazia um ato de contrição. Nesse filme, pensou, "prisou" – ou seja, vai para a prisão. A ação de *Minority Report* se passa em 2054. Uma unidade federal de combate ao crime faz uso de três sábios extrassensoriais, chamados extracognitivos, para prever quando ocorrerão assassinatos. Eles dispõem de poder para prender o assassino antes que o crime seja cometido. Esse argumento se baseia no conhecimento cada vez maior das reações cerebrais do homem. Apregoam que você saberá como pensa, como deseja, como vai pensar e como vai desejar.

O notável é que, naquela época, Spielberg foi interrogado sobre o quanto de liberdade as pessoas estavam dispostas a ceder para evitar outro 11 de setembro.[9] Respondeu que não fazia ficção científica, e sim mistério expressionista. Perguntaram-lhe ainda se ele achava que os jovens suportariam isso. A resposta? Vão suportar. O filme é uma montanha-russa, mas uma montanha-russa que para de vez em quando. Então você desce, olha os personagens nos olhos e realmente escuta o que estão dizendo.

É interessante presenciar a saída de Spielberg do circo de diversão que ele mesmo criou e vê-lo investir no renascimen-

---

9   Em entrevista sobre *Minority Report* ao jornal *The New York Times*, ao ser indagado sobre quanto de liberdade estava disposto a ceder para evitar um novo 11 de setembro, Spielberg declarou: "Fiz um filme sobre isso".

to do filme *noir*. Ele saiu do fotorrealismo habitual e entrou no novo expressionismo abstrato.

Alguns me perguntam como a psicanálise pode pensar tudo isso, todas essas mudanças. Isso quer dizer que ela fala de muitas coisas? Não! Fala da mesma coisa em múltipla aplicação. A psicanálise está sempre lembrando, a cada momento, que o mundo é incompleto e que há um sujeito que tem de se responsabilizar por isso. Aplicamos a psicanálise aos diversos fatos da sociedade e tecemos considerações a respeito.

Havia me preparado para trabalhar hoje o livro do abade Dinouart escrito em 1771: *A arte de se calar* (editora Martins Fontes). Dinouart também escreveu, pasmem, *O triunfo do sexo*. É um livro recente de um texto antigo. No entanto, resolvi mudar o rumo de minha intenção, para poder aproveitar um dos grandes nomes da música eletrônica da atualidade que está de passagem por São Paulo, vindo do Japão e indo para a Alemanha. Eu o "alcei" no meio do voo.

Sendo assim, eu continuo "na mesma rota", seguindo uma pesquisa iniciada em 1998, quando eu e alguns estudantes fizemos, na Faculdade de Educação da Universidade de São Paulo (USP), um evento chamado "Adolescência *rave*". Na época, escrevi um texto, "Geração mutante" (página 31 deste livro), em que falo da minha visão da música eletrônica e dos esportes radicais; eu alerto os analistas para se perguntarem sobre a possibilidade de levar para o consultório o que está no cerne da música eletrônica e dos esportes radicais. E termino o "Geração mutante" dizendo ser difícil mandar uma senhora de 75 anos de idade subir o Himalaia para um bom tratamento de sua neurose. Há uma forma melhor: que ela se deite no divã. Podemos oferecer o Himalaia no divã. A ideia é oferecê-lo na perspectiva da segunda clínica de Lacan, para que o analisando possa se defrontar com um Real semelhante àquele que encontra quem escalou e chegou ao pico do Himalaia.

O seminário de hoje será barulhento, embora eu tenha anunciado que falaria sobre o silêncio. Isso é formidável. Vai nos ajudar a ver que *silenciar* e *calar-se* não têm nada a ver com *boca fechada*. Como diz Dinouart, "se calar fosse ficar de boca fechada, o calar humano seria igual ao do animal". Precisão de abade. Terapeutas que seguem o *standard* – ficar calado – fazem o que qualquer animal pode fazer. Em psicanálise, quando falamos ou calamos, existe algo além do silêncio: o famoso silêncio das pulsões, de Freud. As pulsões que não falam, portanto que não se expressam. Nossa questão é como captar essas pulsões silenciosas – e elas são captadas no corpo. As rimas da poesia só se organizam no corpo de quem tem coragem de falar da diferença.

Faço uma referência ao prólogo do livro de Dinouart: "a arte de se calar não é um tratado nem de recolhimento, nem de êxtase...". Pensem nos analistas. O analista recolhido é aquele que nem dá bom-dia. Estou em silêncio porque estou em comunicação divina. É a capa do seminário "Encore: Santa Tereza em êxtase". Voltemos ao livro:

> A arte de se calar não é um tratado nem de recolhimento, nem de êxtase e não visa a fazer silêncio diante de Deus. A arte de se calar tem uma função prática. Ela é, sobretudo, uma arte de fazer alguma coisa ao outro pelo silêncio.

Repito: a arte de se calar é a arte de fazer alguma coisa ao outro pelo silêncio.

Antonio Carlos Brasileiro de Almeida Jobim, explicando como fez a bossa-nova, disse: "Peguei o samba, tirei um dos pulsos, introduzi o silêncio e criei a bossa-nova". A música começa a tocar o corpo no momento em que – como Moreira da Silva, por exemplo, que fez o samba de breque – introduz o silêncio. A música toca o corpo no momento em que uma frase encontra ritmo em si mesma, mantendo-o e tocando o corpo, fazendo chorar, fazendo dançar. A música atual – não cabe aqui discutir se gostamos ou não gostamos dela –, eletrônica, transmite o silêncio. O silêncio do diálogo, para começar, porque a música eletrônica é um monólogo. Ela não diz. Funciona por pulsações silenciosas.

Apresentei isso no "Geração mutante". Disse que o adolescente de hoje não é como o adolescente de anos anteriores e que devíamos pensar que estávamos diante de um ser em mutação, um mutante. Isso não tem nada a ver com gostar ou não do que faz a adolescência; é uma constatação. Será que eles vão virar "belchiores", fazer como nossos velhos pais? Ou será que os pais vão fazer como os novos filhos? Por onde a influência vai se dar?

Defendi essa ideia tomando como exemplo, nos adolescentes, os enormes problemas que a globalização trouxe. E são maiores porque, em época anterior, se conheciam os problemas e, de certo modo, algumas soluções. Com a globalização, os problemas vêm a galope, e as soluções, a passo. Alguns eu já listei: fracasso escolar, tóxicos, depressão, assassinatos ditos despropositados, etc. Todos eles falam a respeito desse momento, do desbussolamento, da perda de orientação decorrente da mudança do eixo vertical das identificações para o eixo horizontal produzido pela globalização.

Encontrei, em um livrinho, uma entrevista com um dos criadores da música eletrônica, Derrick May. A própria vida dele mostrou, ao menos para mim, o que a gente pode entender de desespero e de desorientação naquela molecada de Detroit que tinha como futuro trabalhar na fábrica da General Motors. Um dia a molecada acorda e demoliram a fábrica. A globalização permitiu que os carros fossem produzidos em diversas unidades pelo mundo. May diz: "Quebraram a fábrica, e eu com meus amigos tiramos as ideias das máquinas, criando nossos próprios sons. Todos aqueles sons provinham do universo da mecânica, da indústria, das máquinas eletrônicas, do meio que nos criou". Eles começaram a misturar, a fazer cultura mix, e criaram uma nova forma. Uma vez que é impossível o conhecimento até sua última instância, somos seres fadados ao monólogo. Mas há uma diferença entre falar sozinho e estar isolado e falar sozinho e estar combinado. A música eletrônica é um modo de articular monólogos.

Vamos ver isso com Frederick Talaa. Agradeço a gentileza do Luiz Felipe Forbes, que propiciou a presença dele aqui. Talaa tem 29 anos e mora em Barcelona, embora seja francês. Começou a produzir música eletrônica há alguns anos. Dedicou-se também à informática e à técnica de som, e disso fez nascer um projeto chamado "Neuromotor", que explodiu. Ele, hoje em dia, toca ao redor do globo: Japão, Brasil, Canadá, Israel, Europa, Estados Unidos. Com a palavra, Frederick.

Frederick Talaa – Pelo que pude compreender e entender, sou um pouco o elo de uma geração, entre a sua e a das pessoas que têm dez anos a menos do que eu. Venho de uma educação judaico-cristã e, por meio do que faço, posso colocar em questão todos os valores em que me educaram. O que, absolutamente, não me impediu de pedir a mão ao avô, ao pai e à mãe de minha mulher. A composição dessa música, do movimento e da moci-

109

dade atuais – quando digo mocidade digo largamente, porque tenho amigos moços de mais de cinquenta anos (risos) – mostra uma vontade de pesquisar e procurar o prazer incondicional. É nesse ponto, penso, que nossos discursos se encontram. É claro que essa música não veio do nada – não vou ter muito tempo para contar isso, mas acho difícil dizer que ela veio dos anos de 1960 ou da Segunda Guerra Mundial. Ela veio de um "saco cheio" que as diversas gerações acumularam no decorrer dos anos. Nos falaram tanto de liberdade (ainda mais na França), nos contaram a enorme mentira de liberdade, igualdade e fraternidade. O que tentamos expressar por meio dessa música é a liberdade. Pode parecer muito estranho para as pessoas que não estão acostumadas a ouvi-la. Quando a gente ouve pela primeira vez, pensa: isso aí é música? E afinal de contas, o que é música? Bom, é um barulho! Existe um barulho. Mas é um barulho que te toca. É um barulho que te faz dançar. E é isso a música. Eu tenho confiança nessa música. Eu nasci em 1972, em uma época que me deu a chance de conhecer o declínio da geração psicodélica. Mesmo que eu fosse muito pequeno, já estava metido ali, porque meus pais tinham boate. Eles pertenciam à noite. A música é uma reflexão daquilo que a gente vive no dia a dia. Estou persuadido de que hoje temos uma tremenda dificuldade de expressão, sobretudo do amor e de como podemos viver o amor. O ser humano tem uma necessidade masoquista dentro de si. Essa música corresponde a necessidades muito primárias e que fazem bem. Apesar de tudo que o outro possa captar e possa, na sua cadeia, nos representar, apesar do verniz, das aparências, da moda, das vestes, o ser humano continua com essa necessidade original.

Essa música pode parecer, para vocês, caótica e confusa, mas não é. Ela tem uma ordem. Ela tem, sobretudo, momentos de calma e momentos fundamentais de silêncio a ser respeitados. Tecnicamente, nas músicas eletrônicas, precisamente no gênero que produzo, o *trance*, algo de primeira importância é o silêncio. Em vez de dizer "música", digo "pedaço". Em um pedaço de oito minutos, a gente trabalha muito o que chama de silêncio. Nesse momento de *break*, temos de tomar cuidado.

Jorge Forbes – Os analistas devem estar pensando: como é que vou cortar uma sessão? Fazer um *break*, um silêncio?

Frederick Talaa – É necessária uma atenção para chegar a esse momento de silêncio e é fundamental relançar a música, porque no silêncio não há pulsação. Essa música é baseada na pulsação. Se ela dura oito minutos e tem um minuto de pulsação, você tem seis quilos de densidade sonora mínima nesse momento. Quando você tira isso, é como se seu coração tivesse parado de bater: você se depara com um enorme vazio. E nesse momento, se o *break* for muito, muito bem conduzido, inicia-se a viagem. Expressão... mas não é bem expressar. É mais fácil eu mostrar para vocês, tocar a *musique*.

Jorge Forbes – Ele me proibiu de traduzir *musique*.

Frederick Talaa – Vocês estão proibidos de ficar parados no fato de que gostam ou não gostam. É tipo Dante, tire toda a censura quando entrar nesse inferno. É como se amanhã eu pusesse dez pessoas em uma discoteca e pedisse para elas escutarem Jacques Brel [compositor belga] ou Chico Buarque. Vou ter de pedir para que elas se acalmem e escutem. É necessário colocá-las no contexto. Eu propus essa música, ou esse pedaço – gostei dessa palavra, pedaço, quando falada em português.

111

Jorge Forbes – É música recente. Frederick a compôs há dois meses.

Frederick Talaa – A história é a seguinte: eu estava no maior pau com a minha mulher. Para valer. Como os casais sabem fazer. Então, fui para o estúdio, muito triste. E, normalmente, tenho como hábito compor só sob emoção. Então, eu me vali dessa emoção para compor essa música. A matéria na entrada desse pedaço era muito escura, sombria, violenta. Nos dias seguintes, na continuidade da composição, é claro que minhas relações com minha mulher mudaram, melhoraram. Então, ficando muito contente, eu compus uma melodia. E compus durante toda a semana. Tudo o que senti, tentei expressar nessa melodia, nessa música. Depois que terminei, sem me dar conta daquilo que tinha feito, fui tocar em Portugal. Terminei minha apresentação com essa música. É a história de Excalibur. Quando eu estava no estúdio, eu me via como príncipe e via minha mulher como princesa. E nós, na batalha do amor, buscando na nossa disputa encontrar a serenidade do reencontro. As pessoas adeptas dessa música... tocada em alto volume... quando ela chega ao pedaço, no momento preciso, na melodia... bem, essas pessoas choram.

Jorge Forbes – Porque a música está baseada no desejo do compositor.

Frederick Talaa – Sim, tem um trabalho imenso por trás de tudo isso. O pessoal dá sua vida a isso. Eu faço parte desse grupo. Eu acredito que essa mensagem é próxima do amor. São combates, a gente sabe, para o resto da vida.

Jorge Forbes – Frederick, uma última questão e o agradecimento. É fundamental, para você, olhar para o público e ver se ele está dançando?

Frederick Talaa – Esta é uma música fundamentalmente para dançar. Não é feita para sentar e escutar, como a clássica ou o jazz; ao contrário. Então, efetivamente, a gente toma as pessoas, de início, pelas pernas, porque a intenção é fazer dançar. Depois das pernas, isso sobe para a barriga, e o objetivo é fazer as pessoas viajarem, enchê-las de alguma coisa... despojá-las, com a música, de todos os complexos e frustrações, e possibilitar que não existam mais desníveis e diferenças sociais, culturais, mas um "todos juntos" compartilhando o mesmo amor pela música, pela dança. Se a gente não tem isso, a gente se ferrou e tem de recomeçar.

Jorge Forbes – A música eletrônica de Frederick mostra o silêncio. Nós o ouvimos aqui.[10] A perspectiva em que insisto é esta: encontrar o silêncio no meio da fala ou da música. O silêncio do "desligar a máquina" deu base ao folclore dos analistas de que nunca devem falar nada. Aos analistas do "hum, hum", "ah, ah", "talvez". Lacan chocou os colegas quando, em 1953, abriu seu seminário a todas as pessoas, inclusive a seus analisandos. Os colegas diziam: "Ah, mas aí eles vão conhecê-lo e você não será mais uma tela branca, não terá mais o silêncio necessário". Lacan, anos depois, vai dizer que só interessa *um* silêncio, e que o analista só silencia sobre um aspecto. Esse aspecto é sua angústia. Sobre todos os outros aspectos, ele pode ser muito rui-

---

10   Frederick Talaa tocou, durante o Seminário, o "pedaço" sobre o qual fez comentários durante a entrevista. Não é possível reproduzi-lo aqui. Fica o silêncio.

doso, ou seja, pessoas barulhentas podem ser analistas sem nenhum problema. Não é preciso ser uma pessoa calminha, que fale manso. Havia até um certo ranço nos analistas, uma certa doçura de compreensão, de não ataque ao outro, de acolhimento, de não alterar o tom, de calma.

Eu gostaria de deixar algumas coisas claras, uma vez que estamos no reino do equívoco. Proponho que coloquemos esse silêncio no local do recalque.

A ideia de recalque é clássica em Freud, que diz que a pessoa não pode falar alguma coisa porque está recalcada. Está recalcada por culpa, por um esquecimento, por uma dificuldade de incorporar aquela ideia a si mesma. Então, ela recalca. E a psicanálise levantaria o recalque. Para manter um pouco a minha conversa com o cotidiano, eu diria que não estamos na época de fazer a análise do recalque, e sim do apocalipse.

Apocalipse também quer dizer levantar. Levantar o véu, quando a ordem do Cristo não funciona mais. Quando existem olhos em todos os lugares, CNN, guerras fratricidas, quando os homens não se entendem mais, estamos às vésperas da chegada de uma nova ordem, pois a anterior foi perdida. E foi perdida por quê? Porque o anticristo chegou à Terra.

A época do recalque é a da análise cristã, do pai. Eu recalco e tenho culpa em relação ao pai e o recalque fala de algo que ficou no passado. Então, dois aspectos: o recalque em relação ao pai e o recalque que fala em algo do passado. O apocalipse é a falência desse pai, que fala a respeito do que virá. Alguns se salvarão e vários serão deixados para trás. Ênfase em *deixados para trás*, nome que está no apocalipse e diz respeito àqueles que não souberam se apresentar corretamente ao juízo final. E o que vai acontecer com eles?

"Deixados para trás" também é o nome de uma coleção de livros que vendeu, nos últimos anos, a bagatela de 60 milhões de exemplares. Portanto, não é brincadeira. E tem a ver com a resposta: o que acontece com aqueles que são deixados para trás? É um tipo de resposta – retomar o bonde da salvação e inscrever-se de algum modo em algum dos ônibus que passam para a chegada do salvador.

Segundo a revista *Times*, há importantes forças políticas nos Estados Unidos que obrigam o presidente Bush a favorecer Israel porque há de preparar a chegada de Deus. Há de estar em paz com a chegada de Deus. Esta não é uma ideia pequena. São forças de expressão baseadas na ideia do apocalipse. Ou seja, os consultores políticos não se norteiam apenas por índices econômicos, sociológicos ou culturais, e sim pela leitura do apocalipse. Insisto: estou falando da capa da revista de maior circulação no mundo, nossa grande interlocutora. É com o tempo dela que tenho discutido, dizendo "não, nem todo mundo precisa pegar o bonde da salvação do juízo final".

Voltemos ao silêncio no lugar do recalque. O recalque tem a ver com o passado. É levantar o passado. Apocalipse é abrir ao futuro. Eu disse que existe um silêncio articulado com o silêncio das pulsões. Entendo silêncio por aquilo que não foi marcado pela palavra. Aquilo que não fala fica em silêncio. E o que não fala fica no corpo. Aqueles que nos antecederam na psicanálise propuseram responder ao silêncio do analisando com a contra-transferência. Eles preenchem o silêncio do analisando. Ouvem uma frase, depois há uma interrupção silenciosa, outro pedaço de frase, e esse elemento silencioso é preenchido pela contra-transferência em interpretações do tipo *standard*, que começam com o verbo sentir: "Eu sinto que você...". É a utilização do sentimento do analista para preencher o texto da história do analisando. Buscando o quê? Buscando uma ideia de que fazer análise é ter uma história sem falhas, é conhecer-se. Essa é uma ideia difícil de compartilhar, na orientação lacaniana. Não se faz uma análise para se conhecer melhor. Onde esses colegas colocam a contratransferência nós colocamos o *cálculo lógico*. Trabalhei sobre o cálculo lógico quando falei sobre a precipitação do tempo, das ditas sessões curtas. Lembrando: uma vez que partimos do paradigma de que não existe um saber completo a ser atingido, toda conclusão é forçosamente precipitada. Não existe, no saber, uma conclusão completa. Então, por que aumentar o tempo da sessão para o analisando concluir? O aumento do tempo pode deixá-lo no lodo do gozo narcísico e levá-lo a perder muito tempo de análise e de vida. Lacan propõe uma razão clínica do porquê da precipitação do tempo: forçar o cálculo lógico chama-se ato. A análise deve possibilitar à pessoa atingir esse ato. É no ato que a palavra não vai buscar nada além dela, é onde a palavra em si mesma é satisfação. Aquilo que Lacan destacou na sonoridade da palavra francesa: *jouissance*, uma mistura entre sentido e gozo. Não quero complicar. Quero fixar mais ou menos claramente que estou pondo o silêncio onde aprendemos a identificar o recalque. Muitos aqui aprenderam a palavra recalque como repressão. Aqueles que têm influência lacaniana leram esse termo como recalque; os que têm influência kleiniana aprenderam como repressão. E os mais puristas aprenderam essa palavra em alemão: *Verdrängung*.

Quando não há expectativa de uma significação além da palavra dita, quando a pessoa perde a esperança de que o inconsciente vá "desangustiá-la" com novas significações, surge o que tenho trabalhado como *responsabilidade analítica*.

Qual seria a responsabilidade própria à psicanálise? Sabemos que o termo "responsabilidade", embora banalizado hoje em dia, no passado fez parte de um discurso moral. "Tenha responsabilidade, menino" é uma frase superegoica. "Parece que você não tem responsabilidade. Está pensando bem no que diz?" Responsabilizar e culpar estão muito vinculados em nossa cultura. Uso o termo responsabilidade de outra maneira – para dizer que não adianta levar o analisando a buscar algum sentido atrás da palavra. É preciso levá-lo a ter consequência naquilo que diz e a responsabilizar-se por um sentido que lhe é desconhecido. Que responsabilidade poderia responder ao avesso da responsabilidade jurídica? A responsabilidade habitual, isto é, a jurídica, em que primeiro se é livre e, em seguida, responsável?

Na responsabilidade no sentido analítico, primeiro se é responsável; depois, livre. Livre de quê? Da cadeia significante. *Acabar com a assinatura do inconsciente*, ou *desabonar* essa assinatura, como diria Lacan. No final de sua obra, ao estudar Joyce, Lacan o interpreta como um desabonado do inconsciente. Ele põe em destaque o modo como algumas pessoas se responsabilizam pelo acaso, pela surpresa, pelo não saber, e fazem dessa responsabilidade a sua liberdade. É uma liberdade radical, que só não é psicótica porque se reinscreve no mundo. Quando você atinge esse ponto de liberdade, está diante de dois elementos: um é a solidão do significante novo; o outro, a rearticulação do significante novo no mundo, que possibilita suportar, como agora, até a inconclusão de um texto.

O TEMPO DA SESSÃO
Basta de sentido. Freud não explica. Chega. A psicanálise de hoje vai contra o sentido. Não cabe mais dizer que ela seja, como alguns ainda insistem, uma *investigação*.

Ouvi esse termo de um colega que se dividia entre tratamento psicológico e tratamento de investigação. O termo *investigação* muitas vezes foi utilizado em relação à psicanálise,
quando a entendíamos como um processo de compreender
mais e de investigar aquilo que não víamos. A psicanálise é um
processo de investigação do inconsciente. Aliás, quem empre-
gou a palavra nesse sentido não está mal-informado. Freud utilizou essa palavra ao se referir à psicanálise como um método
de investigação.

Com Lacan, dizemos que a psicanálise é uma ética. Uma
ética diversa da medicina. Ela não se soma à medicina; é o seu
avesso. O fato de divergir não impede que colabore com ela.
Participamos de várias experiências, de apresentação de pacientes em hospitais, em que o discurso analítico interage e
colabora com o discurso médico. Insisto: não para somar, mas
para colaborar. A colaboração se dá de modo diverso da soma.
Psicanálise e medicina interessam-se pela mesma coisa, mas
respondem de maneira muito diferente. A ética médica não é
a ética psicanalítica. Não estamos falando de um processo de
investigação, mas de uma postura ética que, *grosso modo*, é a
ética do desejo. Digo "*grosso modo*" porque é muito fácil repetir a expressão "ética do desejo". No entanto, devemos ser mais
exigentes e explicitar do que estamos tratando.

Para quem se baseia na ética do desejo, não no gozo do
sintoma, podemos falar de *conclusão precipitada*. É quando a
pessoa se desembaraça do "rabo" da neurose, quando para de
tropeçar nele.

Se estivermos de acordo em relação ao fato de que a base
epistemológica da psicanálise é o conflito do homem com o
mundo, e que esse conflito não se cura, seremos obrigados a
concordar que toda conclusão a que chegamos é precipitada.

118

Não há nenhuma possibilidade de rejunção, nenhuma possibilidade de recuperação de uma suposta natureza perdida, como no mito do bom selvagem rousseauniano. Com Freud, estamos certos de que a base da constituição humana é o conflito, que a psicanálise é uma práxis do conflito e, sobretudo, que o final de análise não é uma harmonia.

A força está no termo *precipitada*. É precipitada em relação a quê? É precipitada em relação a uma suposta conclusão, justa, totalmente demonstrável. Concluo antes de chegar ao final. Ora, se eu concluo antes de chegar ao fim, não há por que aumentar o tempo de raciocínio de um analisando. Não se trata de dar mais tempo. Trata-se de fazer o oposto, de levá-lo à possibilidade de concluir sobre o conflito e não de esperar o conflito ser resolvido para depois concluir. Trata-se, em uma análise, de buscar um modo de trabalhar que leve o analisando à precipitação ou à conclusão em ato. E como a conclusão em ato é solitária – só existe ato solitário – isso põe em questão critérios vigentes por muito tempo na psicanálise de que a base do tratamento analítico seria a empatia, o compartilhar da mesma emoção, do *pathos*.

É quase o avesso. Ao se deparar com o analista em uma posição de radical incompreensão, a pessoa é levada, quase em uma desistência, a não esperar mais, a concluir precipitadamente. Contudo, para concluir precipitadamente, ela tem de atravessar os mares da angústia, porque a primeira coisa que surge, para lembrar a diferença entre mim e o mundo, é a angústia.

A conclusão é precipitada em relação a uma certa ideia, a de que haveria no mundo um local onde as conclusões seriam garantidas. Um lugar do certo e do errado. Um axioma das nossas vidas. Aquilo que alguns buscam em um astrólogo, por exemplo: "Sou Gêmeos, com ascendente em Leão. Qual é o axioma da minha vida?".

Então, por que fazer psicanálise? Pode-se consultar um astrólogo, ou, como alguém me disse: "Olha, quero um antidepressivo e quero que você me indique um analista, mas confesso que tenho visto um pai de santo".

Quer dizer, é uma absoluta equivalência entre o remédio, o analista e o pai de santo. Uma quizumba. É a ideia de que existe um Outro providencial que vela por mim.

Em psicanálise, essa ideia – a de que existe uma significação última – chama-se falo. As significações são fálicas. O mundo é masculino. Que mundo? O mundo da palavra é masculino, ou seja, é esse mundo que estatui uma lógica, dando sentido à bagunça dos termos. A filosofia aristotélica ensinou-nos a pensar e a significar o mundo. Ele tem regras para que lhe possamos dar significados. Freud define esse conceito pela primeira vez em *A interpretação dos sonhos* como o *"nó de desejos sexuais infantis recalcados"*. Pela primeira vez, ele afirma: todo sonho encaminha-se para o nó de desejos sexuais infantis recalcados. Depois, essa teoria é revista.

Estou na revisão da revisão da revisão. Para simplificar: o discurso que dá sentido é um discurso fálico. Isso quer dizer que uma conclusão precipitada é uma conclusão não fálica. É o que faz as pessoas confundirem essa conclusão com a intuição feminina.

Lacan propõe o tempo da sessão como fator variável e integrante da clínica psicanalítica. Insisto, são dois aspectos: *variável* e *integrante*. Variável porque não é padronizado, e integrante porque a variação do tempo integra a conclusão precipitada. Um erro no tempo provoca um erro na conclusão. Se, em uma clínica, trabalhamos com uma sessão de tempo estável, não variável, ele não faz parte da clínica. Esse tempo é igual ao alambrado do campo de futebol. Está lá, é necessário, separa público e jogadores – mas não joga. O tempo fixo – 50 ou 55 minutos

- não entra no jogo. Para Lacan, o tempo é variável e integra o próprio processo analítico. Não só o tempo da sessão integra o processo; a repetição da sessão também. A repetição: volte hoje, volte amanhã, volte em dois dias, volte daqui a três dias, volte domingo. São coisas que um analisando pode ouvir com facilidade de um analista, na orientação lacaniana. Não "causa espécie", como diziam nossos avós. Faz parte.

Essa orientação parece ter chocado muita gente. Não sei se ainda choca. E não é a Freud que devemos a padronização na psicanálise.

Para demonstrar isso, chamo a atenção para a descrição que um analista norte-americano, Kardiner, fez de sua análise com Freud. Leio uma pequena passagem, quando Kardiner está em Nova York e recebe uma carta de Sigmund Freud:

"Caro doutor Kardiner:

Estou contente por aceitar o senhor em análise, tanto mais que o doutor Frink me fez um excelente relatório a seu respeito. Ele tem muita confiança em suas qualidades de analista e fala da sua pessoa nos melhores termos. Se quisermos chegar a alguma coisa boa, tanto do ponto de vista teórico quanto do ponto de vista pessoal, uma boa medida são seis meses. Eu lhe peço estar em Viena no dia 1º de outubro, porque vou estabelecer o horário das minhas sessões imediatamente depois do retorno das férias. Gostaria que o senhor me assegurasse que chegará um pouco antes – por exemplo, no início de setembro. Meus honorários são de dez xelins por hora, o que soma mais ou menos duzentos e cinquenta xelins por mês. Prefiro receber em *cash* e não em cheque, porque não posso ficar trocando cheques por coroas...

Com meus melhores sentimentos, sinceramente seu,

Freud".

Kardiner vai a Viena e é recebido por seu amigo Monroe Meyer, que lhe sugere buscar Freud na estação de trem. É formidável observar, hoje, o engessamento dos "filhos" de Freud ante a maneira como o "pai" recebeu Kardiner. Vejam a descrição:

Fiquei decepcionado. Esperava um homem maior. No entanto, ele [Freud] tinha assim uma voz rouca e meio rugosa. Falava um inglês impecável. Estendeu-me a mão e me apresentou sua mulher, sua filha Anna e Paula, a menina que abria a porta da parte do apartamento que Freud reservava à sua profissão. E ele nos advertiu de estar no consultório no dia seguinte, uma segunda-feira. Embora eu tenha trocado duas ou três palavras com ele, imediatamente senti firmeza.

Na primeira sessão, Freud pergunta o que Kardiner acha que retirou da análise com Frink. Provavelmente para agradar, Kardiner diz: "Nada". Depois de quarenta minutos, Freud diz que ele é uma personalidade interessante, alguém com quem pode trabalhar, mas que afirmou algo falso: não ter retirado nada da análise com Frink. Ávido, Kardiner lhe pergunta o que retirara. Freud responde laconicamente: "O senhor retirou uma pequena neurose".

E a primeira sessão terminou.

Em seguida, Freud reuniu em seu consultório seis novos debutantes em análise: Kardiner e outros cinco. Então relatou um problema pessoal – que só tinha 30 horas por semana disponíveis, o que possibilitaria atender somente cinco candidatos, à razão de seis sessões semanais. Se ocupasse mais horários com o trabalho, a família reclamaria. Propõe que um dos candidatos faça análise com Karl Abraham, Otto Rank, Ferenczi. Nenhum deles aceita a sugestão. Então Freud comunica a todos o seguinte:

— Vou discutir essa situação com minha mulher e com minha filha.

Continuemos com Kardiner:

> No dia seguinte nós nos encontramos com ele às três horas da tarde. Freud nos mandou entrar no consultório e disse:
> — Eu, minha filha e minha mulher chegamos a uma solução, que espero convenha a cada um de vocês. É que Anna, minha filha, fez a melhor proposta. Ela gosta um pouco de matemática e calculou que seis vezes cinco é igual a trinta e que cinco vezes seis é igual a trinta. Então, se cada um de vocês consentir em sacrificar uma hora por semana, tomo todo mundo em análise.

Todos concordaram. E assim, diz Kardiner, "começou o regime de cinco horas por semana na psicanálise, regime que era, até então, de seis horas". A tradição cedia à urgência. No entanto, Kardiner anuncia, "a urgência virou tradição". Inicialmente a tradição cedeu à urgência; depois, a urgência cedeu à tradição. O que foi uma urgência se tornou uma tradição. Lacan gosta muito de uma citação de seu amigo, o fenomenologista Maurice Merleau-Ponty, que diz: a tradição é sempre uma maneira de ocultar a origem. Ele faz essa afirmação quando se contrapõe à tradição que estabeleceu um atendimento padronizado em psicanálise.

Quem estabeleceu a questão da padronização foi Max Eitingon, em uma reação à análise leiga, como uma tentativa de estabelecer as coisas "seriamente": tanto tempo de análise com tal pessoa, de tal forma, etc.

Vejamos como a questão é abordada:

(...) uma tentativa de padronização para se defender de uma certa dispersão. Admitir ou rejeitar de modo irreversível um candidato após três entrevistas preliminares. (...) impor uma análise de pelo menos seis meses, tempo que foi consideravelmente aumentado, chegando, nas últimas décadas, a ser de cinco a oito anos, no mínimo. (...) impor a escolha do analista do candidato e decidir também o seu acesso às etapas de formação posteriores, assim como o fim de sua análise. (...) impor o controle... (...) exigir uma promessa escrita do candidato, declarando que ele aguardaria a autorização da comissão para se intitular analista.

Eu poderia comentar vários aspectos, mas vou me ater a um deles: a questão do tempo e da conclusão antecipada. Não sem antes dizer que é impossível aceitar esse tipo de controle, ou de regramento, porque a psicanálise funciona no regime de não todo, de uma lógica *do não todo*. Essas regras são do *para-todo*: para todo candidato. Para-todo no sentido lógico, quer dizer, para toda pessoa, para todo ser.

O sistema do não todo é como a estrutura em conflito. Não há nele nenhuma esperança de estabelecer regras totalitárias para a formação do analista e o controle de sua ação. Lacan era diretor do Instituto de Formação quando rompeu com a International Psychoanalytical Association (IPA). Isso está no primeiro momento de seu ensino. Na época, essas eram as premissas do Instituto de Berlim: determinado tempo de análise, instituições sérias, etc. É a mesma epistemologia e a mesma óptica.

Vamos nos fixar agora na questão desse tempo. Existe uma forma clássica de Lacan discutir a questão do tempo lógico. É interessante acompanhar a maneira como ele foi descobrindo a presença do tempo no raciocínio. Em um texto de 1945, "O tempo lógico e a asserção da certeza antecipada", Lacan recupera uma adivinhação de salão, que consistia na história da prisão de três pessoas por um "diretor" que tinha o poder de dar indulto aos prisioneiros.

O prisioneiro, normalmente, quer sair da prisão. O diretor resolve dar o indulto. Não um indulto qualquer. Um indulto com regras: recebe-o quem conseguir descobrir a cor do disco que lhe será colocado às costas. O diretor mostra cinco discos – dois pretos e três brancos – aos prisioneiros e avisa que vai colocar um disco nas costas de cada um deles. E cada qual – sem usar espelho, sem olhar por trás, sem tirar a camisa, sem jeitinho, só olhando o outro – tem de deduzir qual a cor do seu disco.

Se um dos prisioneiros observa as costas dos demais e vê dois discos pretos, conclui que o dele é branco. Nesse raciocínio não se inclui o tempo. Bateu, levou. Viu, deduziu, concluiu.

No entanto, o diretor põe, nas pessoas, três discos brancos. A adivinhação consiste em saber como os prisioneiros vão acabar deduzindo isso. Cada um terá vários momentos, se quiser sair da prisão: conclui, titubeia, vai, volta. Cada titubeio inclui a influência do tempo no raciocínio que está sendo formado. O final da história é que os três prisioneiros saem. Chegam à conclusão de que os três discos são brancos e ficam livres.

Parênteses: isso só funciona em sujeitos de lógica pura. É uma referência que fica pouco clara em Lacan. Jacques-Alain Miller retoma essa expressão. Trabalhei isso há alguns anos: se funciona em sujeitos de lógica pura, como vai funcionar em uma sessão analítica, onde não há sujeito de lógica pura?

E o que é um sujeito de lógica pura? Acho que cheguei a uma conclusão. Talvez só valha para hoje, mas estou contente com ela e quero dividi-la com vocês. Lacan diz assim, na página 213 dos *Escritos*: "O coletivo não é nada senão o sujeito do individual". É uma referência a Freud, na *Psicologia das massas*. "O coletivo nada mais é senão o sujeito do individual." O que é isso? Lembremos do golpe que depôs Hugo Chávez, presidente da Venezuela, em 2002. Cronistas políticos analisaram o novo mundo depois da queda do presidente, o preço do petróleo, o FMI deu declarações, Bush apoiou o novo governo. No entanto, na república tupiniquim, o então presidente da República, Fernando Henrique Cardoso, antes que qualquer pessoa se pronunciasse, disse: "Não gostei, foi um ato antidemocrático". E logo em seguida os presidentes da América Latina fizeram coro. Disseram que o golpe era inaceitável.

O que levou Fernando Henrique Cardoso a dizer isso? Ele poderia ter esperado para ver, que é o que normalmente as pessoas fazem: deixe-me ver para onde vai. Ele poderia entrar em um cálculo: vale a pena apoiar, não vale a pena... O que o Brasil vai ganhar com isso, o que o Brasil não vai ganhar com isso... O petróleo vai subir, o petróleo vai baixar... Se eu sou favorável fico mais perto do Bush, mais distante do Bush, mais isso e mais aquilo... Portanto, ele poderia estar no gozo do pensamento. Ele poderia ficar pensando. Alguém, uma vez, virou para Lacan em um seminário e disse:

— Doutor, eu pensei...

Lacan interrompeu:

— Pensou, mas não disse!

Ele não tinha a menor paciência com os covardes do ato. No momento em que um presidente da República diz "não", ele deduz sua posição. Não é o indivíduo falando. O sujeito se deduz e se coloca no lugar dessa dedução com um dito. E, ao dizer isso, ele se arrisca, ou seja, separa-se do gozo. FHC teve a possibilidade de antecipar o que hoje está evidente para todos nós: a América Latina não suporta mais golpes reacionários militaristas.

Mas isso nós sabemos hoje. Na época, era do conhecimento de todos, a imprensa inteira sabia que a América Latina "suportava" golpes reacionários. Alguém disse que não era mais assim. E disse sozinho, contra a corrente, dando a cara para bater. Ele se arriscou. A essa posição, que paga um preço, Lacan chamou de *ato*. Um dito como esse é um *ato ético*. Vamos pegar exemplos mais clássicos, da história da humanidade. A Alemanha invade a França. Um governo se estabelece no sul da França, que acolhe o invasor. Um jovem general atravessa o canal da Mancha sozinho, vai à Inglaterra, tem a petulância de pedir um microfone ao Estado e, no dia 18 de junho de 1940, diz: "A França sou eu". É um ato. Leiamos parte do discurso de Charles De Gaulle:

> Fomos submersos pela força mecânica terrestre, pela força mecânica aérea do inimigo. Infinitamente maior em número são seus tanques, aviões, a tática dos alemães que surpreenderam os nossos chefes a ponto de lhes levar lá, onde hoje eles estão. Mas será que a última palavra foi dita? A esperança deve desaparecer? A perda é definitiva? Não. Acreditem-me...

Imagem da petulância. A França cheia de alemães e alguém ao microfone, em Londres, dizendo: "acreditem-me". É fantástica a ousadia.

> Acreditem-me: eu que vos falo em conhecimento de causa, eu vos digo que nada está perdido para a França. Os mesmos meios que nos venceram...

O que ele está avisando? Que é uma nova guerra, "uma guerra *mecânica*". E repetiu duas vezes esse termo.

De Gaulle continua: "Os mesmos meios que nos venceram podem fazer aparecer um dia a vitória, pois a França não está sozinha". Anuncia, então, que não é mais a guerra de um país apenas. A França tem um vasto império por trás. Pode formar um bloco com o império britânico, que tem um mar e continua a luta. Pode, como a Inglaterra, utilizar sem limites a imensa indústria dos Estados Unidos. Quer dizer, De Gaulle percebeu, antes de ninguém, que essa era uma guerra mundial e mecânica. Fez o cálculo: os Estados Unidos têm uma indústria maior, vão vencer.

Esta guerra não está limitada ao território infeliz do nosso país. Esta guerra não terminou com a batalha da França. Esta guerra é uma guerra mundial. Todas as faltas, os atrasos, os sofrimentos não impedem que existam, no universo, todos os meios necessários para aniquilar, um dia, os nossos inimigos. Hoje, apavorados pela força mecânica, nós poderíamos vencê-lo, amanhã, por uma força mecânica superior. O destino do mundo aí está. Eu, general De Gaulle, atualmente em Londres, convido os oficiais e os soldados franceses que se encontram em território britânico ou que vão vir aqui, a nos encontrar, com as suas armas ou sem armas. Eu convido os engenheiros, os operários, especialistas das indústrias de armamentos, que se encontram em território britânico, ou que aqui virão, a se encontrar e a entrar em contato comigo. Seja o que for que aconteça, a chama da resistência francesa não deve se apagar. Ela não se apagará. Amanhã, como hoje, eu vou falar pela rádio de Londres.

É famoso esse discurso. É um discurso precipitado. Ele antecipa um ganho. Um discurso visionário. Ousado. Arriscado. Um discurso de um nome. Talvez, muitos perguntem: "O que tem a ver o discurso do De Gaulle com o paciente de uma análise?". Tudo a ver. Primeiro: por que nos emociona? Um analista, grande amigo meu, François Leguil, costuma dizer: "Diante disso, eu jamais me envergonho de chorar". Por quê? Porque a própria essência do homem, essa espécie tão arrebentável, só tem a palavra. Essa palavra com que a gente trabalha para se defender e viver. A nossa arma, em última análise, é a palavra. E quando alguém usa essa palavra fazendo dela ato, e não blá--blá-blá, emociona.

Segundo: a posição de De Gaulle, ou de Fernando Henrique, não é de convicção pessoal, do tipo "eu quero que, eu gostaria que". São posições em que a pessoa abre mão, insisto, do gozo do seu pensamento, ou seja, daquilo que quer, a fim de ser, naquele instante, um sujeito de lógica pura, que interpreta um momento que passa a ser histórico. Só quando uma dessas pessoas conclui é que a gente entende. Ou seja, é necessário concluir para entender.

Então, é necessário, ao analisando, em uma sessão, concluir para depois entender. É essa a importância do tempo lógico. É necessário retirar um analisando da covardia perante uma conclusão precipitada, fazê-lo concluir para depois compreender. Por isso Lacan diz que a psicanálise é uma ética. O analisando conta sua história depois da conclusão, não antes. É uma inversão radical do que se pensava. Há uma tentativa de fazer a pessoa se decidir a partir desse ponto incompleto. Esse ponto incompleto é o ponto do desejo. Porque é o desejo que diz: o mundo é incompleto. Se o mundo fosse completo, as pessoas não desejariam. O desejo sempre aponta algo que está faltando. "Eu desejo" é a enunciação da falta. Em algum momento, em uma sessão, ocorre essa afirmação, que não é preparada, não é raciocinada. É uma afirmação precipitada, cujo entendimento é posterior.

Alguns poderiam dizer: "é chato fazer análise! Eu estava no gozo do meu pensamento, fazendo conjeturas..."

No momento em que o analista retira o analisando do gozo, no momento em que este deixa cair o gozo, passa a ser o enunciador universal. Por um momento, o coletivo nada mais é do que o sujeito do individual.

Para poder chegar a isso, o analisando perde muito de sua satisfação, arrisca-se. Desde o primeiro momento, a análise retifica a posição do sujeito com o gozo. Posso dizer que se tira o gozo impeditivo do ato e goza-se, do ato, o que se pôde suportar.

LACANIANAS

A MULHER E O ANALISTA

No Gênesis, Deus diz à mulher que levará o homem a comer o que não devia: "Multiplicarei teus trabalhos e misérias em tua gravidez; com dor parirás os filhos e estarás sob a lei de teu marido, e ele te dominará".

De lá até aqui, em uma longa e inacabada história, a lista de impropriedades sobre a mulher só fez crescer. Os autores, paradoxalmente, são da melhor qualidade. Encontrei em um trabalho de Isidoro Loi, *La mujer*, algumas pérolas. Vejamos.

"A mulher é má. Cada vez que tiver ocasião, toda mulher pecará", define Buda, 600 a.C. O pai da razão, Aristóteles, saiu-se com esta: "A mulher é por natureza inferior ao homem; deve, pois, obedecer (...) O escravo não tem vontade; a criança tem, mas incompleta; a mulher tem, mas impotente".

"Para a boa ordem da família humana (...) o pai há de ser mais amado que a mãe e merecerá maior respeito, porque a sua concepção é ativa, e a mãe simplesmente passiva e material", disse Santo Tomás de Aquino, no século XIII. Epitáfio que o poeta inglês John Donne (século XVII) inscreveu na tumba da esposa: "Enquanto você repousa, eu descanso".

"Ainda que o homem e a mulher sejam duas metades, não são nem podem ser iguais. Há uma metade principal e outra metade subalterna: a primeira manda, e a segunda obedece", encenou Molière, no século XVII. "Uma mulher amavelmente estúpida é uma bênção do céu", filosofou Voltaire um século depois. "A mulher parece resolvida a manter a espécie dentro de limites medíocres, a procurar que o homem não chegue nunca a ser semideus", escreveu Ortega y Gasset, no século XX. Finalmente, Elias Canetti, búlgaro, Prêmio Nobel de Literatura de 1981: "Sua confusão era tal que começou a piorar mentalmente, como uma mulher".

Basta. Saltando de século em século, do início da civilização até hoje, vemos, por meio desses *flashes* pinçados ao acaso, uma impropriedade comum no tratamento da mulher, um conjunto de desaforos, literalmente um conjunto de "fora de lugares". Historiadores, filósofos, teólogos, dramaturgos, políticos – enfim, a inteligência, os que pensam – pensam muito mal sobre a mulher. Razões culturais, sim, não há dúvida. Mas o que provoca essa quase desrazão?

Falta à civilização, à cultura, um nome apropriado à satisfação feminina, à essência da mulher. Quando se tenta classificá-la, como vimos, é um desastre – acaba-se por degradá-la. É diferente do homem, que, este sim, encontra conforto nos braços da cultura e aí dormiria em berço esplêndido se não fosse, de tempos em tempos, a mulher acordá-lo de seu sono narcísico e homossexual da civilização.

O homem adora estar no mundo, na ordem unida. Quanto mais todos forem iguais, melhor. Se você elogia um homem,

132

ele fica contente. Se nesse elogio há uma comparação com outro homem, tanto melhor.

Já as mulheres questionam o coletivo. Bagunçam, por assim dizer, a ordem unida. Também o elogio a uma mulher deve ser específico. Jamais diga: "Você é sensual como Sharon Stone", pois está arriscado a ouvir: "O quê? Aquela cafona oxigenada?". Tanto para homens acomodados como para mulheres novidadeiras, uma análise propõe-se a escutar e a inventar um nome para o que se exclui da linguagem. Daí dizer, com Lacan, que uma análise deve ser conduzida além do Édipo, lembrando que "complexo de Édipo" é a maneira de a psicanálise conceituar a articulação do sujeito com a cultura.

Ir além do Édipo é forçar a palavra onde normalmente nada poderia ser dito. Lembremos do final do *Tractatus logico-philosophicus*, de Wittgenstein: "Do que não se pode falar, melhor é calar-se". Contrariamente a essa assertiva do filósofo, a psicanálise insiste no mais além, convida ao excesso: onde nada pode ser dito, há de ser inventado um significante novo.

O percurso de uma análise permite ao analisando duvidar das respostas a seu gozo nos chamados bens da civilização, como é o caso do obsessivo. Se olharmos a histérica, uma análise questiona suas críticas habituais a esses mesmos bens. E isso é feito não por gosto, mas porque o preço dessa falsa tranquilidade neurótica é alto. Encontrar a castração, nos termos de Freud – a desarmonia entre o ser humano e a natureza –, é ter a chance de se reposicionar diante do gozo, não como obsessivo ou histérica mas, simplesmente, como homem ou mulher.

Para atingir esse ponto, um analisando tem de ser ouvido por uma pessoa a quem chamamos analista. Não existe autoanálise. Sempre se pergunta sobre qual a posição adequada ao analista: um amigo qualificado, um técnico, um confessor simpático, um intuitivo-sacador, uma mãe compreensiva, um pai bravo mas afetivo. Destaquemos as duas posições mais habitualmente referidas: a de mãe e a de pai. Sobre a posição materna, diz-se que seria a melhor, pois proveria um continente acolhedor aos conteúdos fantasiosos primitivos da mente do paciente. Sobre a posição paterna, que seria a melhor para impor a lei, barrar o gozo tresloucado.

Tanto uma quanto outra me parecem falsas, pois são passíveis de encaixes em modelos. É divertida a caricatura de um analista se fazendo passar por mãe compreensiva ou por pai bravo. Uma das grandes contribuições de Lacan foi a de situar o analista não como um modelo, seja do que for, mas como um elemento causador, como uma provocação que faz falar, uma causa e não um ideal.

O analista não é deste mundo, tal como a mulher. A mulher e o analista estão fora da civilização, na medida em que a intenção de seus conceitos é vazia. Não há uma qualidade universal que identifique um ou outro. Daí dizermos que só é possível verificar a mulher uma a uma, e o analista um a um. É essa falta de qualidade universal do analista que explica a enigmática frase de Lacan em "Direção do tratamento":[11] "O analista melhor se orienta por sua falta a ser do que por seu ser". Atingir e suportar essa falta de ser é consequência de uma análise.

Seria precipitado concluir, então, que o analista seja uma mulher. Não é. Se há semelhança quanto à posição deslocada, surpreendente, as funções de um e de outra não são as mesmas. Uma mulher e um analista não reagem à causa do desejo da mesma maneira. A mulher, passando do desejo ao gozo, dá uma resposta; o analista, mantendo aberto o desejo, força

---

11   LACAN, J. *Escritos*. Rio de Janeiro: Jorge Zahar, 1998.

o outro, o interlocutor, o analisando, a uma resposta. Algumas mulheres podem experimentar esse gozo sem poder dizer do que se trata; os analistas, não o experienciando, elaboram-no.

Podemos, agora, relacionar essas reflexões sobre o microcosmo da relação analítica com o macrocosmo da realidade que hoje vivemos. O termo do momento é "globalização". Quando falo em globalização, limito-me ao aspecto das identidades que deixaram de seguir um padrão vertical, sofrendo uma pulverização horizontal – angustiante, para muitos. Já não há fronteiras, distâncias, ideologias. Desapareceram os fatores coletivizantes. Antes, as diferenças eram claras: havia países de mundos diferentes – primeiros e terceiros –, havia a disputa entre o capital e o trabalho, enfim, havia bandeiras, guias, posições, discussões, objetivos. Como evitar um rompimento danoso do tecido social quando faltam palavras de ordem?

Temos notado que o motor utilitarista do *funciona*, do *serve*, começa a ratear, como esperado por aqueles (incluo os psicanalistas) que sabem que o gozo não tem nada de útil. Qual a utilidade de admirar um quadro, ler uma poesia, tomar um banho de mar, ouvir música brasileira, escrever uma carta de amor? Deveria ainda provocar: e qual a utilidade de fazer análise? Não é o que perguntam certos psiquiatras ditos biológicos? Nenhuma. A psicanálise é tão pouco útil quanto uma mulher, daí toda sua importância. Ela importa, "apesar de você", empirista, como diria Chico. Ela se impõe.

Nessa nova ordem mundial, homens e mulheres estão incomodados. Chutaram o pau da barraca. O que podemos esperar de positivo ou negativo?

Pensando de modo otimista, eu diria que estamos entrando em um novo renascimento, consequência do colapso do utilitarismo de circunstância. Na indústria, ressurge o artesanal; no

135

computador, a interação; nos meios de transporte, o tratamento personalizado. Voltam as artes, o cinema, o teatro, a literatura, a pintura, o debate das ideias. O novo homem ou a nova mulher, se isso existe, tem a chance de fazer melhor do que disputar quem manda ou pode mais. Manter suas diferenças é fundamental, pois nem todas podem ser musas, nem todos podem ser poetas, nem todos podem ser amantes, nem todos podem ser amados. Ao menos, não ao mesmo tempo.

O bonde da história está passando na casa dos analistas. Se souberem se desvencilhar de um humanismo piegas, por um lado, e de um escamoteamento defensivo em jargões que não impressionam nem convencem, por outro, devem fazer, neste novo tempo, uma boa viagem.

LONGE DOS SONHOS DE FREUD

Não basta sonhar e contar o sonho. O sonhador tem de se responsabilizar por seu sonho.

Há mais de cem anos, Freud publicava *A interpretação dos sonhos*. Cem anos de mal-entendidos, ao que parece. É hora de perguntar sobre a essência do que Freud descreve em seu texto maior, conhecido como o caminho real ou a via régia do inconsciente.

Seria o inconsciente uma caixa de fantasias primitivas, associais, mal-educadas, infantis, à espera de uma pessoa receptiva para tolerá-las, intuí-las e ajudar o paciente a elaborá-las, com o objetivo de adaptação ao mundo real, adequado e adulto? Essa é a forma mais comum e difundida de compreender a descoberta freudiana.

Forma responsável pelas caricaturas da psicanálise, como os livros que se compram em qualquer banca de jornal, do tipo "entenda seu sonho". Neles, em chaves fixas de interpretação

– bengala igual a pênis, túnel igual a vagina, ladeira igual a orgasmo, e outras fracas traduções –, o sonhador encontra uma explicação pronta para usar *prêt-à-porter*.

E o analista? Seria uma mãe sacadora, sucedâneo daquela que, quando o paciente era bebê, sabia tão bem diferenciar os gritos do filho? Quando, para todos em volta, os berros eram idênticos, para ela a diferença era clara entre o grito de alegria, de fome, de dor de ouvido, de sono. Ah, quem não gostaria, já anos passados, de deitar em um berço e ser carinhosamente acocado por alguém compreensivo de cada murmúrio ou muxoxo, a cada um encontrando uma razão e uma resposta? Ô, sonho gostoso!

Pensar que o inconsciente é uma caixinha de fantasias e que o analista é o intermediário entre o mundo infantil de prazer e o mundo adulto da responsabilidade é transformar a psicanálise em um "adaptacionismo" social, uma anestesia de vida, longe, bem longe do sonho de Freud.

A melhor maneira de entender *A interpretação dos sonhos* é a proposta por Jacques Lacan. Para ele, esse texto evidencia dois aspectos fundamentais: que o inconsciente é estruturado como uma linguagem – e aqui Freud é precursor da linguística estrutural do suíço Saussure – e que há uma lógica passível de ser formalizada na aparente desconexão das ideias do sonho (sendo Freud, nesse caso, precursor das lógicas heterodoxas, especialmente da lógica paraconsistente formalizada pelo brasileiro Newton da Costa, sessenta anos depois). Lacan convida a ultrapassar o fascínio do conteúdo das imagens do sonho para encontrar o que o estrutura: uma lógica do desejo expressa em significantes.

Decorrência clínica: quem interpreta o sonho, o analista ou o sonhador? Na primeira maneira citada, a mais popular, é o analista quem interpreta. Na segunda, é o sonhador, ou melhor, é o relato que ele faz do sonho e de suas associações que revelam por onde caminha o desejo. Mas não basta sonhar e contar o sonho. O sonhador tem de participar de seu sonho, tem de se responsabilizar por ele.

O inconsciente faz seu trabalho incansável, é uma máquina ideal de fabricar sentidos. Cabe ao sonhador, sustentado por um analista, arriscar-se à escolha no redemoinho das possíveis significações: "fico com essa, é isso... sou isso". É um ato sem garantia de mãe, pai, Melanie Klein, Lacan, Freud ou de qualquer cientista ou religioso. É como um trapézio – e o analista é o trapézio – sem rede. É uma aposta criativa.

Um século de *A interpretação dos sonhos* não foi suficiente para esclarecer o equívoco. Nem duzentos ou trezentos anos o serão. A psicanálise, por meio do estudo dos sonhos, descobriu que a natureza do desejo humano está no mal-entendido, na topada, na alusão, no encontro fortuito. Nisso, ela é divina – as linhas tortas dos sonhos escrevem corretamente.

Parabéns, Freud. Obrigado por, ensinando ser mal-compreendido, ter libertado a singularidade do desejo humano, base da criação. Fez do sonhador um *sonhativo*.

A REALIDADE NÃO PRECISA DE MIM

Estamos diante do charme dos três zeros. Um é bom, dois, melhor, três é inusitado. Estamos entre os poucos aos quais foi dada a chance de celebrar a passagem de um milênio. Quantas vezes, nos últimos anos, alguém se perguntou que idade teria no ano 2000? Em que condições chegaria a ele? Vivo, ativo, festejando, dormindo?

Não adianta negar a evidência dessa data, dizendo que é fabricação da mídia, das profecias ou da religião. Quanto mais vazia de significado é uma data, tanto mais enigmática. Ela nos interpreta, surpreende, questiona. Proliferam reuniões e artigos sobre o milênio em que entramos: era a hora do balanço e de decidir o que vai ser levado nessa mudança de casa do 1000 para a casa do 2000. Nem tudo passará.

É sob esse prisma que entendo o tema de uma conferência que reuniu alguns psicanalistas em um final de semana de março de 1999: "A psicanálise tem lugar na psiquiatria?".

Nessa pergunta, a meu ver, está subentendida a palavra *ainda*: a psicanálise *ainda* tem lugar na psiquiatria? Ninguém duvida de que a psicanálise nasceu da e na psiquiatria. É herdeira da clínica do olhar. Sua clássica psicopatologia estrutural – neurose, psicose, perversão – não esconde a marca de origem. Mas psicanálise não é psiquiatria. É um corpo teórico, uma práxis. Mais ainda, é uma ética, totalmente independente da psiquiatria, da medicina, o que só facilita a colaboração. É o que pretendo examinar.

Tomarei como interlocutora uma psiquiatria dita biológica, calcada nas neurociências, marcada por um ideal do mapeamento progressivo das emoções e do comportamento humano, aquela que anseia pelo genoma psíquico, pela estatística normalizadora, pelas categorias de custo e benefício, pela criação do estado-providência da saúde mental. A psiquiatria que tem sido chamada de "clínica do medicamento", mal delineada por mim, quer-se a mais compatível com o que se considera hoje novo, bom, científico, eficaz. Ela exibe o bilhete de primeira classe no voo 2000 e, generosamente, oferece carona à psicanálise.

Recentemente, ouvi, em público, de um professor de psiquiatria bem-conceituado: "Temos de nos oferecer para resgatar o que ficou de bom da psicanálise."

É opinião de mais de um. Na base desse equívoco, assim eu vejo, está o próprio Freud, que teria dito que os avanços da biologia melhor sustentariam sua descoberta. Daí se repetirem tanto as ofertas de apoio. Dentre as inúmeras que eu poderia citar, escolho Jean Pierre Changeux, que inicia seu volumoso livro *O homem neuronal* dizendo:

Esquece-se frequentemente de que Freud era neurologista mas, depois do seu *Esboço de uma psicologia científica*, de 1895, os múltiplos avatares da psicanálise afastaram-na de suas bases propriamente biológicas. Esse diálogo renovado com as ciências "duras", será que não é um sinal de uma evolução das ideias, de um retorno às fontes, talvez, por que não, de um reinício?

Noto duas posições possíveis. Uma delas pensa a psicanálise somada à psiquiatria, outra entende a psicanálise no avesso da psiquiatria. A primeira, a que pensa em adição, é a dos partidários das ideias de Changeux ou equivalentes. Mesmo entre os analistas encontramos essas duas posições.

Um pequeno livro publicado em espanhol, *Rompe-se o silêncio*, traz um debate entre Horacio Etchegoyen, à época presidente da Associação Internacional de Psicanálise (IPA), e o atual presidente da Associação Mundial de Psicanálise (AMP), Jacques-Alain Miller. Eles discordam sobre o valor e a articulação das neurociências com a psicanálise. As neurociências, para Etchegoyen, esclarecem zonas obscuras, enquanto, para Miller, propõem novos problemas. Para o primeiro, são equações de mesmo denominador; para o segundo, são primas.

A posição de Lacan é clara. Lemos em seu último artigo dos *Escritos*, intitulado "A ciência e a verdade":

Aonde estou querendo chegar, se não a convencê-los de que o que o inconsciente traz a nosso exame é a lei pela qual a enunciação jamais se reduzirá ao enunciado de qualquer discurso? Não digamos que é aí que escolho meus termos, não importa o que eu tenha a dizer. Embora não seja inútil, neste ponto, lembrar que o discurso da ciência, na medida em que reivindica a objetividade, a neutralidade, a monotonia ou até o gênero sulpiciano, é tão desonesto e mal-intencionado quanto qualquer outra retórica.

Para Lacan, a psicanálise alinha-se nas ciências conjeturais, ao lado da matemática, da lógica, da linguística, da antropologia.

Observamos alguns esforços por parte de colegas para convencer os psiquiatras ditos biológicos, que têm preferência por associar seus tratamentos às terapias cognitivas, que a psicanálise pode ser melhor parceira, de préstimos mais adequados. Não nos convence. Muito melhor se parecem uma psiquiatria de base empirista com uma terapia de fundo behaviorista. Não há por que competir. Como diria Sonnenreich, são opções, e, a meu ver, coerentes.

Psiquiatria e psicanálise poderão colaborar, trabalhar juntas, nem sempre com o mesmo objetivo. Podem ser companheiras de trechos de viagens, de tratamentos, se esclarecerem seus limites, suas diferenças. Aí, sim, poderá haver conexão.

Um pouco mais com Lacan: a psicanálise é o avesso da psiquiatria. Avesso, assim como em uma luva há o direito e o avesso. Enquanto a psiquiatria se preocupa com o progresso da medicina, do saber mais, do alterar melhor, do curar normativo, a psicanálise se preocupa com o que resiste à conquista do símbolo, com o que reitera no mesmo lugar, com o que se recusa à universalização. A psicanálise se ocupa do particular. Se ciência, ciência do particular.

A base desse avesso são as formulações do lógico Gödel, que em 1932, por meio do teorema que ficou conhecido como "da incompletude", provou que o maior avanço científico será sempre solidário a uma zona indecidível, a uma sentença indecidível; usando seus termos, que requererá tratamento diferente dos métodos dedutivos habituais (ver *Escritos*, de Lacan, p. 875, por exemplo). A esse tratamento Lacan chamou de ato analítico, diferenciando-o do ato médico.

Psiquiatras e psicanalistas colaborarão se estiverem de acordo com seus respectivos limites atuais e futuros. Não vejo nenhuma possibilidade de a psicanálise vir a incorporar a psiquiatria (como houve quem pensasse, na década de 1960), nem de a psiquiatria incorporar ou, pior, "resgatar" a psicanálise, como há quem pense hoje. Exemplos concretos de colaboração, como alguns serviços psiquiátricos que incluem psicanalistas em suas apresentações de pacientes, e alguns cursos de formação analítica que dão relevo ao estudo da psicopatologia psiquiátrica e da psicofarmacologia, podem ser lembrados.

Qual psicanálise de hoje poderá acompanhar a psiquiatria no novo milênio? Falemos um pouco dela. Não recebemos hoje no consultório a histérica de Charcot, nem a histérica de Freud. A apresentação do sintoma muda, como mudam o contexto social e as diversas interferências, em especial a medicamentosa. O psicanalista de hoje tampouco trata seu paciente tal como Freud o fazia.

Tomemos um ponto distintivo importante: a relação com o saber. A relação do saber do sujeito pós-moderno não é a mesma que se verificava antes da pós-modernidade. Se outrora se buscava saber, hoje estamos empanturrados de saber internético. Se ontem o psicanalista era alguém que abria perspectivas ao paciente da interpretação ilimitada – tudo poderia querer dizer outra coisa –, hoje estamos na época do limite da interpretação, do basta. Não da ficção, do modelo familiar do neurótico, mas da fixão, com x, jogo de palavras que se refere à fixidez, à fixação do gozo.

Mais do que nunca, no mundo globalizado, é verdadeira a percepção de Fernando Pessoa, por meio de seu heterônimo Alberto Caeiro: "A realidade não precisa de mim". Vivemos em um irresponsável mundo novo que exclui o sujeito. Maquiamos o homem perfeito, "pau para toda obra", de bom humor, magro e potente, fazendo um coquetel de Prozac®, Xenical® e Viagra®. A realidade não precisa de mim, estamos às vésperas da inutilidade do sujeito.

A clínica freudiana baseou-se na supremacia de uma ordem significativa, a ordem edípica. O Édipo serviu de grande chave interpretativa do mal-estar. Não é mais o caso. Defendemos hoje, com Lacan, uma clínica pós-edípica, uma clínica que não se baseia em uma chave orientada de significação, mas que se interessa na captura, pela palavra, tal como a poesia, daqueles elementos indiferentes ao sujeito.

Estamos no momento de responsabilizar o sujeito por seu gozo. Não de explicar ou compreender, mas de responsabilizar. O irresponsável mundo novo, a queda dos ideais, o desinteresse por um saber orientado está propiciando o incremento de patologias do imediato – assim eu denominaria uma série de sintomas, de dores, que preocupam todos os profissionais de saúde pela dificuldade terapêutica. Chamo-as de patologias do imediato para contrapor às moléstias da mediação da fala, aquelas que se curam pelo deslocamento de sua significação. As neuroses habituais, por exemplo.

Como patologias do imediato eu alinharia, entre outras, as toxicomanias, os fenômenos psicossomáticos, os atos delinquenciais, as anorexias, o fracasso escolar. Afecções muito diferentes, mas com um elo em comum: um acesso imediato ao gozo, uma recusa ou até mesmo a prova da inexistência do outro. Se, para Caeiro, "a realidade não precisa de mim", em que momento os que sofrem desses quadros podem precisar de um psicanalista? E, nesse momento, que psicanalista será esse que, por meio da escuta, pode dar nascimento a um sujeito?

> O que é preciso dizer é que o eu dessa escolha nasce em outro lugar que não aquele em que o discurso se enuncia: precisamente naquele que o escuta. (*Escritos*, p. 907).

À diferença do sujeito burguês, que faz da sua liberdade a base de sua responsabilidade – só aqueles que são livres em sua ação podem ser responsabilizados –, a psicanálise propõe estabelecer um sujeito que, por ser responsável, só então é livre.

Quem será capaz de encarar o novo milênio? Responda quem quiser. De minha parte, penso que será o homem que se saberá pronto para todas as circunstâncias, lembrando que o estilo não é o próprio homem, mas o homem a quem nos endereçamos.

EPIDEMIA DE MEDEIAS
Novos modos da desorientação pulsional
O entusiasmo da invenção
"Desligar-se da sua maneira habitual de usar a palavra e construir uma nova ligação é o efeito de uma análise", como apresentei no livro *Da palavra ao gesto do analista*.[12]

Em um momento, há queixa e há esperança. Mas, após uma análise, a pessoa perde a possibilidade de se queixar. Perde, então, todas as esperanças. Caso pareça pessimista, não o é. A

---

12   FORBES, J. *Da palavra ao gesto do analista*. Barueri: Manole, 2015.

análise não gera conformismo nem apatia. Basta perceber que o esperançoso, como o queixoso, está insatisfeito com o presente. A esperança também pode ser, paradoxalmente, o afeto dos deprimidos. Sem ela, tem vez a ação. Esta é a boa perspectiva. Quem passa por uma análise não pode buscar alívio em mais uma interpretação. Não espera um sentido diferente, outra significação, a revelação de uma história que lhe esclareça sobre os obstáculos que tem enfrentado. Já não será alguém que espera remover obstáculos para ser feliz.

A clínica do Real tem como expressão prática a perda da esperança de um sentido último e, em consequência, o entusiasmo da invenção.

Novos sintomas
O fracasso escolar, a toxicomania, as bulimias, as anorexias, a violência despropositada têm em comum a impossibilidade de explicação. Suas causas não são decifráveis por via alguma: da medicina, da psicologia, da pedagogia.

Mas a psicanálise, que não padece pelo desconhecimento das causas, toma esses sintomas em conjunto pela característica de estarem, todos, no curto-circuito da fala. Neles, há satisfação ao largo da cadeia associativa – a saber, fora dela –, e não adianta, portanto, tentar tratá-los pela associação livre, pelo circuito da palavra.

Desses sintomas, importa-nos especialmente a violência despropositada e, assim, surpreendente.

Muitos pais têm dormido com a porta do quarto trancada, apavorados com os filhos, desde os assassinatos dos últimos anos. Uma menina mata pai e mãe. Um menino degola a avó e a empregada. A imprensa interroga os analistas.

De costume, procura-se a causa. Logo surgem respostas de um tom psiquiátrico-forense que recupera Lombroso,[13] na busca de um modo de prever esses acontecimentos e de detectar, nas pessoas, características que levam a essas tragédias. Pelo absurdo disso, sugeri, em uma revista, que os pais gostariam de colocar, na porta dos seus quartos, *detectores de mentais* – como se fosse possível criar um instrumento de detecção de perigo nos filhos, nos amigos dos filhos... Instrumento mágico, em que um alarme identificaria o culpado previamente.

Não se trata de reconhecer na assassina dos pais um tipo lombrosiano, com gravíssima alteração cerebral, ou de conformar-se com a banalização do mal (para usar uma expressão da pensadora alemã Hannah Arendt), que tornaria a vida uma loteria, na qual suportar a aleatoriedade de nossas desgraças é tudo o que podemos fazer.

Enfrentamos, sim, uma doença grave, desconhecida pela psicopatologia tradicional. Na psicanálise, foi por vezes declarado, sobre a menina, o diagnóstico de psicose. Não concordo, necessariamente. De um olhar médico, seria psicótica uma menina sem nenhum sinal elementar? Por outro lado, seria psicótica quem planeja friamente, por dois meses, a morte do pai e da mãe?

Há como a enquadrar sim, de alguma maneira, nesse diagnóstico. Mas é melhor notar a novidade dessa doença, para chamá-la, talvez, esperando melhor inteligência, de *nova histeria*.

Conhecemos bem a velha histeria, fálica. No imaginário, seu gozo assume duas vertentes. De um lado, virá pela sedução,

---

13   Cesare Lombroso (1835-1909), psicopatologista e criminalista italiano, ficou conhecido por sua polêmica tese do criminoso nato.

seguida de recusa, daquela mulher que exagera nos atributos femininos e goza no fracasso da relação:

— Acha que fiquei olhando para você a noite inteira? Não, eu estava olhando para a mesa atrás de você.

Não só os homens têm ejaculação precoce. A histérica fálica pode nem precisar de um beijo para se satisfazer. De outro lado, será o gozo da mulher exibicionista, poderosa, atuante. Ela faz da combatividade um valor evidente na maneira de falar, de vestir, de escolher seus namorados. Por meio dessa velha histeria, nós aprendemos a tratar, aprendemos a rir dela, a sofrer por ela, a namorá-la. Então, surge a *nova histeria*, muito mais perigosa. Sintomaticamente, ela atenta contra todos os semblantes da civilização, da cultura, do amor, da amizade. É irrefreável nesse gozo. Na atualidade, em que a justiça e a psicanálise insistem em preservar modelos rígidos (edípicos, hierárquicos) enquanto o mundo lhes escapa, a nova histérica sabe que ela também escapa.

Ainda não sabemos lidar com o "vírus psíquico", altamente contagioso, dessa *nova histeria*, como um dia não soubemos operar com o HIV. De início, nem sequer tínhamos um nome para ele. Nomeei a nova histérica de Medeia. É aquela que não para diante de nada, que vingou a traição de Jasão destruindo tudo o que tinham em comum. Ela matou seus filhos. Estaríamos então em uma *epidemia de Medeias* que escandaliza a imprensa.

Preocupam-me esses casos nos consultórios dos jovens terapeutas, no dia a dia da clínica. Recebi uma jovem em supervisão sobre o atendimento a uma menina de dezenove anos que, junto com as amigas, teria encontrado uma "maravilhosa" maneira de conseguir dinheiro para ir às compras no *shopping center*.

Sendo, da sua turma, aquela que tinha um namorado há mais tempo, diria a ele que estava grávida. Na opção pelo aborto, exigiria dele o dinheiro. Não pensava nas consequências. Indagada pela terapeuta, disse que não lhe importava que o namorado guardasse o ressentimento do aborto, do filho perdido, do risco sofrido por sua namorada:

— Ele é meio chato e gosta de uns filmes esquisitos. Que se dane!

Não são casos isolados. Tenho recebido muitos, em análise ou supervisão. É, sim, uma epidemia em movimento. Os colegas, como a sociedade e a imprensa, perguntam-se o que fazer.

Uma nova lógica

A violência hoje é surpreendente, não o fora antes. O homem sempre soube onde a esperar. A questão latejante nesse tempo, portanto, não é a violência, mas sua emergência surpreendente, de uma agressão fatal realizada, por exemplo, durante o sono e pelas mãos de um filho.

Têm sido duas as reações a essa violência. Por um lado, o apelo ao imperativo das obrigações, que convoca novamente a palmatória como solução, ou o policiamento radical; por outro, o recurso à religião, ao amor do pai, ao bom caminho da Providência. São promessas reacionárias sobre a vitória do bem contra o mal, condicionadas às mais estritas ordens e penas.

Uma colega, responsável pela educação de crianças de classes média alta e alta, perguntou-me o que fazer quando essas crianças começarem a chegar à escola com marcas vermelhas no corpo, no rosto. Entrevistados os pais, disseram-lhe que atendiam à recomendação feita na mídia e nos livros por profissionais psi: a educação rígida seria preventiva.

São os "especialistas" da mídia – de notoriedade pública e desconsiderados nos próprios meios profissionais – que lançam

148

uma solução à angústia dos pais neste momento: o reforço da autoridade, até fisicamente violenta, contra os filhos.

Aposta-se no retorno da censura, da ordem unida, da hierarquia, da disciplina militar, como se a abertura antes dada aos filhos tivesse sido excessiva, como se pais e filhos tivessem conversado demais. É uma das reações ou resistências à surpresa: uma moral expressa pela força, um apelo à ordem que exacerba o sentido de obrigação.

A moral da religião é a outra via pela qual se reage. A via que oferece acolhimento. Está, por exemplo, na leitura dos livros religiosos, em que a filha assassina busca a compreensão do que fez aos pais. Haveria de ter sido possuída por uma entidade que ela não identifica, e levada ao crime por uma causa que a excede em força.

Ouvindo uma rádio, acompanhei o relato da namorada religiosa de um jogador de futebol descrente, até seu sucesso em convencê-lo de que machucou a perna e perdeu um contrato por não ter atendido ao apelo de Deus.

A sociedade atual procura resguardo do pavor por meio de pais que batem em filhos ou de namoradas que ensinam a via da conciliação com o pulso firme de uma Providência transcendente. O resguardo do pavor é encontrado, portanto, no amor e na culpa. No amor idiota, identitário, autoritário. Um amor piegas.

Menninger, de uma linha terapêutica norte-americana conhecida no Brasil, propunha o tratamento nessa base: ganhar o afeto do paciente e tratá-lo pela culpa. Foi o que outro norte-americano, Meeks, concebeu como uma "aliança terapêutica", no livro *A frágil aliança*: associar-se ao lado sadio de alguém para tratar seu lado mau.

A psicanálise não consente com o uso dessas ferramentas morais. Não sonha com o passado – da palmatória ou do amor

149

ao Criador –, repulsa o reacionarismo. Não traça uma linha as-séptica entre o bem e o mal. Por isso, supera o vínculo afetivo organizado pela culpa.

Em 1948, quando tratou a agressividade, Lacan propôs *uma nova lógica* como alternativa às lógicas morais da obrigação e da emoção. É uma terceira via, ética. Retomei sua proposta no capítulo sobre o "recontrato com a palavra":

> Numa análise, porém, não será o bem que vencerá o mal ou o contrário, o mal que vencerá o bem. Existe uma nova lógica, a lógica do desejo fora dessa dicotomia (...) não se trata nem da moral do sensível nem da moral do trabalho, mas da ética do desejo, sem nenhum parâmetro normativo para que possa ser chamada de moral.[14]

A honra

As lágrimas da assassina no enterro dos pais causaram furor, como se fossem a extrema audácia na hipocrisia. Mas é preci-pitado reconhecer sua falsidade. Ela perdeu a mãe, o namora-do foi preso. Noutro momento, ela fora agente da tragédia. En-tão, tornou-se vítima. Vivemos um tempo em que o câmbio de emoções é rápido, em um mundo que perdeu a vergonha. As pessoas já não honram suas emoções.

O valor maior atual é, portanto, "salvar a própria pele". O senso de luta pela sobrevivência, agora, justifica o desvario, a emoção fugaz, com a mais completa ausência de vergonha. Por isso, o reacionarismo tenta recuperar valores e soluções do pas-sado, esteios da ordem constante, o que não agrada à psicanálise.

---

14   LACAN, J. "A agressividade em psicanálise". In: *Escritos*. Rio de Janeiro: Jorge Zahar, 1998.

Existe valor maior do que salvar a própria vida a qualquer preço? Não para os covardes, os burocratas, os mutualistas, a assassina. Encontrar valor maior do que a própria pele é estar diante da segunda morte. Há duas formas de morrer: uma, biológica, e outra em que se perde algo maior, superior à biologia, que Lacan chamou de S_1.

É algo que marca um sujeito em seu contato com a civilização, contato que funda sua vida no que ela é mais do que nascer, crescer, reproduzir-se e morrer. É algo grafitado no sujeito, singular a ele – que a biologia não reconhece –, íntimo e que faz toda a diferença. É um ponto que, quando invadido, reage: "aí, não!". O limite de alguém. Houve um tempo em que os meninos de escola marcavam esse limite aos colegas dizendo:

— Ô, cara, não apela!

Essa marca é aquilo sem o qual a vida não vale a pena. Quem não a sufoca sabe que viver é mais do que "salvar a própria pele", é ter algo pelo qual vale perder a vida biológica. Lacan mostra isso às pessoas em análise, mas também não permite que elas confundam essa marca com um ideal (o que seria moralizante).

Respondo a uma colega da área de educação quando insisto que a psicanálise não quer dos analisandos o sacrifício pelo dever, o heroísmo do ideal. Não quer criar novos Tiradentes, imolados por um bem maior, coletivo. A marca, esse valor, é sempre pessoal. Sem essência estrutural. É puro grafite e é, em cada um, um grafite original.

Vinicius de Moraes cantou esse a mais, que distingue a paixão de cada um, ao lamentar por "quem passou por essa vida e não viveu". Cada nascimento é uma chance. Quem cede e entra na vala do "todo mundo", quem escolhe a trincheira e desmerece sua chance, não percebe que trincheira é túmulo.

151

Passar pela vida e viver é permitir a emergência do S_1 na civilização, o que institui um estilo. Chico Buarque de Holanda tem um estilo. Van Gogh, Beethoven, Chopin trazem ao mundo o sinal de seus estilos pessoais a cada obra. Os artistas são o exemplo maior de quem não cede quanto à sua marca diferencial. O estudo desse ponto ímpar em uma pessoa levou analistas aos capítulos sobre honra e vergonha. Porque a passagem do singular pela civilização convoca à honra, a certeza de que a singularidade é um valor inalienável, ancorada sempre na vergonha de uma diferença que não se esconde.

Assim é para Jacques Lacan. Sua proposta é envergonhar o analisando, mas não ante o olhar social, que só poderia ser moralizador, culposo, conservador. Envergonhá-lo, isso sim, convocando-o a passar pelo mundo com sua diferença, a honrar sua marca, a entusiasmar-se com a invenção.

Por isso, a vergonha com que lida a psicanálise de Lacan não é a da lembrança recôndita. Lacan não interpretava, em sua segunda clínica – como se fazia anteriormente –, para revelar o que o recalque teria escondido: a memória do trauma, incrustada na realidade psíquica da pessoa. Não acreditava que houvesse mais nós a desatar, complexos a dissolver em busca da harmonia.

Quando a política se transformou – entre o tempo de Freud e o de Lacan – da repressão ao "é proibido proibir", o inconsciente deixou de responder à análise do complexo de Édipo. Hoje, Freud não explica.

Nesse tempo desavergonhado que Lacan viu surgir, a vergonha é uma pérola para a psicanálise, celebrada como a marca da desarmonia que permite a invenção.

Por isso, já não se faz análise para resolver os impasses do desconhecido por meio de um saber. A análise permite uma maneira diferente de lidar com o que não sabemos.

À professora que enfrenta, na escola, o moralismo bruto dos pais, propus que lhes mostrasse como sustentar o silêncio necessário entre as gerações. A verdade não pode ser dita toda, segundo Lacan. Assim, cessam as explicações do analista, têm limite as lições do pai.

Há um custo em sustentar esse silêncio necessário. É preciso suportar que a atitude de um pai é inexplicável. Mas deixá-la inexplicada gera transferência negativa, e esse custo os pais têm evitado como quem "salva a própria pele". A transferência positiva instiga à fala, reúne significantes. Então, há uma profusão de significados. É o efeito do amor: a união.

Freud contava com a transferência positiva daquele que se deitasse em seu divã. Mas ele indicou que haveria também a transferência negativa nas análises, e que era preciso suportá-la. Trata-se de não responder à queixa do analisando. Não lhe dizer se deve casar-se, sair de casa, mudar de país.

Ninguém deixa uma análise porque o analista não responde. Direi ainda mais: hoje, as pessoas só ficam em análise se os analistas não responderem. Os colegas que não toleram o inefável estão com os consultórios vazios.

Em análise está quem não tem expectativa de que o analista vá responder. A psicanálise é a única prática – não conheço outra – que permite a alguém mudar sua posição ante o que não tem nome, o Real. Ela existe, enfim, porque há quem não responda.

Pais e educadores podem se valer dessa experiência da psicanálise, portanto. Há pais que só se consideram bons se forem amados pelos filhos. Não aguentam choro, atraso para o almoço ou o jantar, um carro raspado, ir dormir sem "boa-noite", o retorno só

153

de madrugada. Sem suportar o inexplicável das atitudes, exigem reafirmação do amor a cada segundo. Os filhos ficam perdidos.

A melhor herança que um pai pode deixar ao filho não é seu ouro, não é uma viagem à Disneylândia, nem o esforço para pagá-la. É o limite da compreensão, um arbitrário, o cultivo de um silêncio necessário entre as gerações. Freud chamava-o de castração.

Viver a incompreensão entre as gerações como um arbitrário é abandonar o causalismo, dispensar a justificação. As razões de cada atitude, afinal, são sempre questionáveis.

Quando cheguei à França pela primeira vez, muito jovem, procurei alguém com quem tive uma longa conversa sobre psicanálise. Pude fazer muitas perguntas, tive grandes explicações. Depois de duas horas, diante do meu fascínio, ele disse:

— Sabe... eu poderia explicar isso tudo da maneira contrária.

Um momento assim é suficiente. Ele cala – a longa conversa, então, foi o silêncio da resposta. Bater no filho, ao contrário, embora possa acontecer sem palavras, não preserva nenhum silêncio. É a profusão de respostas, em uma fala autoritária, impositiva, covarde.

O silêncio é duro, muito mais difícil do que a surra, para um pai. É uma marca do não saber no discurso, da vergonha.

É, por isso mesmo, a única chance do desejo, das soluções não reacionárias, não sintomáticas. É a chance de uma honra afirmada sobre a singularidade. A única chance para o entusiasmo da invenção.

DO INSULTO E DO ELOGIO

Pobres daqueles que acreditam em insultos e desconfiam de elogios...

Existe, eu diria, um fascínio, uma sedução, uma hipnose no insulto. As pessoas ficam hipnotizadas ao ser insultadas. Ao contrário do elogio, que é sempre questionável, o insulto não deixa dúvida sobre seu alvo. Há uma tendência a dar peso de verdade ao insulto e a desconfiar do elogio.

Fomos ensinados a não tomar para nós os elogios, a justificá-los como consequência dos atos de outras pessoas, que nos ajudaram, ou à sorte, ao acaso. A boa educação manda dizer: "Não é bem assim", "Não é tanto", "É porque sou seu filho", "Caiu nas minhas mãos". Se por um lado se desconfia do elogio, por outro ninguém põe o insulto sob suspeita. Ele é certeiro.

Por estar prestando uma "homenagem", aquele que elogia se põe a serviço do elogiado: ele se faz "homem a serviço de". Quem elogia frequentemente é criticado pelo que disse. Corre um risco porque, ao elogiar, fala mais de si que do outro: "Não seja bajulador", "Bonita, ela? Ora, você está cego!", "Mas como você foi falar uma coisa dessas?!", "Você vai votar nesse cara?".

Já quem insulta não fala de si. Em geral, o insultante é visto como tendo razão, ele é honesto, é verdadeiro. Por quê? Porque quem insulta toca o ser do outro. O prazer de receber um nome pode ser maior que o desprazer provocado pelo qualificativo desse nome. Quando alguém diz "filho da mãe", o insultado pode não sentir o destrato o suficiente e dizer que ser filho da mãe não é tão grave. No entanto, se o outro insiste e completa a frase usando a expressão "de uma prostituta", ele pode reagir e dizer que o insultante exagerou. Da mesma maneira que entre a vítima e seu carrasco, há certa cumplicidade entre o insultado e o insultante. A cumplicidade deriva do fato de o insultado ter recebido um nome. É melhor ser "filho da mãe" do que não ser nada, base do dito "Falem mal, mas falem de mim".

Muitas pessoas dedicam a vida a contribuir para que se fale mal delas. Nos antigos festivais de música popular brasileira, Sérgio Ricardo conseguia ser vaiado no começo, no meio e no fim de cada apresentação. Outras pessoas, ao contrário, não admitem o insulto. Em uma conhecida apresentação no Rio de Janeiro, Caetano Veloso, elegantemente vestido, ficou furioso e sentiu-se insultado quando alguém lhe disse para tirar a gravata. Há certo prazer, uma cumplicidade do obsessivo com o insulto. Freud pensava que tal prazer o defende da paranoia. Ao ouvir alguém dizer que ele é filho da mãe, o obsessivo imagina que podia ter sido pior. O insulto o defende do superego terrível, sempre pior do que qualquer insulto social. Nada como o superego para insultar, quando se é complacente com ele.

Os homens, de certo modo, são mais dóceis ao insulto do que as mulheres. Lembro-me da cena inicial do filme *Nascido para matar*, de Stanley Kubrick. O sargento perfila os recrutas e pergunta a cada um o seu nome. O loirinho com cara de bobo diz:

— Sou do interior dos Estados Unidos, chamo-me Michael Blackson e estou aqui para servir aos Estados Unidos da América.

O sargento retruca:

— Você não é nada disso, você é um canalha. O rapaz responde:

— Sim, senhor.

Assim percebe, no momento em que recebe o insulto, que foi admitido no Exército.

O insulto está presente em comunidades cujos membros têm identificação pouco clara. Se o insulto marca o ser, quanto menos clara for essa marcação, maior a possibilidade de marcação do insulto. Na comunidade analítica, que toca ao psicanalista de perto, o insulto tem história. Poderíamos dizer que os cem anos da psicanálise foram cem anos de insultos, difamações e injúrias. O psicanalista, talvez por força do hábito, tem outra maneira de responder à vacuidade do ser e à complacência em face do insulto.

Nota-se uma diferença fundamental entre um congresso de psiquiatras e outro de psicanalistas. Os primeiros discutem os mais variados temas, menos o que é ser psiquiatra. Eles sabem: é alguém que fez seis anos de medicina, dois ou três de especialização, e deu provas de sua pertinência no campo da saúde mental.

Poderíamos dizer o mesmo de psicólogos, engenheiros, advogados, administradores de empresas. Todos sabem quem são esses profissionais. Mas... e o psicanalista? A extensão do conceito de psicanálise é cheia, mas a intenção é vazia.

Sabemos que existem psicanalistas, no plural. Difícil é definir o singular. Querer detectar a diferença entre eles é deparar com a dificuldade de apreender a essência. Freud, Lacan, Melanie Klein, Balint e Winnicott foram psicanalistas, mas o que possuíam em comum na maneira de ser, de escrever, de conduzir as análises? No entanto, todos foram psicanalistas.

Em congressos, não se para de discutir o que é ser um psicanalista. É comum o caso daquele que duvida um pouco sobre se é ou não psicanalista, mas tem absoluta certeza de que os outros não são. Vivem dizendo o que falta ao outro para sê-lo: "Falta mais análise", "Se tivesse feito uma supervisão melhor...", "Se estudasse mais...".

Depois de apontar falta de análise, supervisão e estudo, chega-se a uma palavra mágica para dizer o que falta aos analistas: falta ética. Acha-se que ética é uma qualidade do ser, um estado. E nesse momento, nessas comunidades, vemos o insulto em todo esplendor.

O insulto pode ser um tema de referência aos questionamentos da "segunda clínica de Lacan", "clínica do gozo", "clínica do sintoma", que se ocupa de saber das possibilidades de a palavra captar algo do ser.

Retomo as consequências de um caso clínico, descrito em meu trabalho "Ridículas palavras recalcadas", comentado neste livro. Trata-se da história de José, um latino-americano que se sentia burro comparado aos dois brilhantes irmãos. Em conversas familiares, sempre que tentava falar, ouvia do pai ou dos irmãos que, para expressar sua opinião, teria antes de fazer um curso na USP. José então saiu de seu país, foi para São Paulo, estudou na USP e tornou-se professor nessa universidade.

Ao assistir a *Forrest Gump*, ele se identificou com o personagem – o idiota que dá certo – e começou a se questionar se não teria havido outra maneira de dar certo na vida sem precisar, necessariamente, de um curso na USP. Por que todo aquele exaustivo percurso quando o personagem do filme, "tão idiota quanto ele", tinha grande sucesso? José descobriu assim a origem, os motivos que o levavam a fazer análise: o fato de se sentir sempre aquém de um projeto. Mesmo se dando conta de suas realizações, ele se sentia aquém de algo. Vivia angustiado, tinha sintomas gástricos sérios, insatisfação e irritação frequentes, problemas no relacionamento amoroso.

Entendeu, ao assistir a *Forrest Gump*, a origem de seu mal-estar, concluindo haver encontrado a verdade de sua própria história. Tinha sofrido com os ideais familiares. Ao se submeter à cultura uspiana, pagou com o próprio corpo aquele ideal e, ao perceber isso, pensou que poderia viver de um jeito mais flexível, com menos censura a respeito de suas realizações.

Depois de sair do cinema, chorou a noite toda, muito sensibilizado com o que tinha vivido. Na primeira sessão de análise, no dia seguinte, contou o ocorrido, poderíamos dizer, em uma entrega total: "Essa é a minha verdade!". Assim que terminou o relato, a sessão foi interrompida. Chateado com a falta de recepção, de cumplicidade, de solidariedade e de apoio ao seu "material" – como se chamava antigamente –, José saiu do consultório.

Como a mãe que entrega seu bebê nas mãos de outra mulher e esta exclama "Que bonitinho!", abrindo os braços, José viu cair o bebê, que esperava depositar nos braços do analista-mãe. Voltou para uma segunda sessão, profundamente desconfiado. Já sabia que não podia se entregar àquela verdade com tanta emoção. Relatou novamente a história, como se fosse um advogado de si mesmo.

Essa segunda sessão poderia ser dividida em dois momentos. No primeiro, José perguntou ao analista por que a sessão fora interrompida e recebeu como resposta:

— Porque eu achei que devia.

O segundo momento – logo depois de ele relatar o que sabia sobre sua verdade e seu mal-estar – é o da interpretação, a meu ver, marcante nesse tratamento:

— Você arriscava acreditar excessivamente nisso tudo.

Alguém poderia pensar: onde está o insulto, se não houve injúria nem difamação?

Na origem, o termo "insultar" não significa falar mal de alguém. Do latim *sulto, insultare*, a palavra tem a mesma origem de "saltar". Insultar quer dizer "pular em cima", "saltar sobre", fixar um nome a um objeto. Injuriar é fazer um julgamento errôneo, e difamar é fazer a pessoa parecer diferente do que é, deslocá-la. Com o tempo, verificou-se que, ao se falar mal de uma pessoa, insultava-se bem. Desse modo, na transformação verificada na língua, "insultar" se tornou sinônimo de falar mal de alguém.

Isso explica também por que, em uma relação sexual, nos segundos anteriores ao orgasmo, insultar não significa falar mal. Nesse momento, certas falas podem dar excelência ao coito. Às vezes, o orgasmo é mais bem atingido com palavras coadjuvantes do que em silêncio. A exceção fica por conta de pessoas que falam línguas diferentes. Por não terem o mesmo registro afetivo, certas palavras indicadoras de carinho ou de sensualidade, em uma língua, podem se tornar extremamente ridículas em outra. "Insultar" seria então saltar sobre, pôr um nome sobre uma pessoa, etiquetá-la.

A frase "Você arriscava acreditar excessivamente nisso tudo" foi fundamental. E por quê? Porque, às vezes, até mesmo uma bela história pode se tornar um insulto e fixar o sujeito a um ponto. O insulto é o oposto da liberdade, mesmo que seja um "bom insulto". Nessa perspectiva, quando um elogio fixa o objeto elogiado em um determinado ponto, mata o objeto, tanto quanto o insulto. Mesmo quando o elogio está dirigido a uma pessoa viva, a quem procura dignificar, ele pode mortificar, deixando-a constrangida.

Por isso podemos concluir que o maior dos elogios é o elogio fúnebre, o momento em que se fixa um nome a um corpo: "aqui jaz". Não tenhamos dúvidas – o elogio fúnebre fala daquilo lá.

Os políticos costumam empregar o elogio como maneira de calar a boca do adversário:

— Você, que é muito inteligente, que tem grande experiência na administração e que já passou pelas agruras de um administrador público, sabe que tenho razão.

Se o outro negar, estará admitindo que é mau administrador, sem experiência. É o jogo da oratória política vulgar, banal, utilizado com muita frequência.

160

O fato de o analista ter interrompido a sessão de José e feito aquela interpretação funcionou como alerta para que ele desconfiasse das boas descobertas a respeito de si. Tais descobertas também podem ser insultantes.

Nenhuma boa história é capaz de dignificar a coisa sexual. É uma fórmula semelhante à defendida por Lacan no Seminário 7, "A ética da psicanálise", quando ele diz que a psicanálise eleva o objeto à dignidade da coisa. Toda explicação da coisa é indigna porque deixa algo de fora. A psicanálise convida a que se sustente dignamente a sexualidade, na trajetória da vida. E não de maneira indigna, difamada ou deslocada, como as que Freud examinou nos textos sobre "Psicologia do amor" (1910): homens e mulheres se destratam na intolerância do "encontro".

Digo que há um encontro quando se pode suportar a surpresa. Neuróticos, perversos e psicóticos não se surpreendem, perderam a capacidade da surpresa. Quando o analista de José fez aquela interpretação, indicou que, se existe um saber que se adquire na análise, existe também algo que tem de ser deixado de fora desse saber.

A partir desse caso, propus um matema: no primeiro período, José sabia que viera da América Latina, de uma família com dois irmãos. Sabia de sua história, tinha um saber positivo, mas um saber que não o tocava, que era uma verdade negativa.

Localizo uma mudança no período entre assistir ao filme *Forrest Gump* até a sessão de análise. Ali, surge um saber positivo e uma verdade positiva. O insulto aparece nesse ponto, o justo saber a respeito de uma pessoa. É falar a verdade, justamente: "Você é isso".

A interpretação "você arriscava acreditar excessivamente nisso tudo" põe em dúvida esse saber, põe nele um aspecto negativo, limitando-o, mas mantendo o positivo da verdade. Insisto nesse ponto: a interpretação analítica da segunda clínica de Lacan não aponta o ilimitado do saber, como em Freud. Ao contrário, ela marca uma limitação do saber. Observa-se essa mudança notável na psicanálise, hoje em dia.

Entre 1950 e 1960, o fim de uma análise representava o fim da criatividade do analista, sua impossibilidade de sacar da cartola mágica novas significações sobre o analisando. Havia analistas que capitulavam diante do fato e sugeriam que o analisando procurasse outro analista, mais criativo.

Esperava-se sempre que o inconsciente salvasse o sujeito de suas besteiras. O culpado era sempre ele: "Só se foi inconscientemente...". Era o 007 que, com sua carteirinha, podia fazer qualquer coisa, por se tratar de um agente especial. Os analisandos eram todos agentes especiais do inconsciente. Dizer que estava em análise era uma maneira de explicar os próprios tresloucamentos. Isso permitia que maridos e mulheres insistissem para que seus respectivos parceiros entrassem em análise, e, em seguida, para que saíssem.

Jacques-Alain Miller chamou essa nova interpretação analítica, que põe limite à significação, de "interpretação pelo avesso". O analista coloca um basta ao sentido. Na interpretação "você arriscava acreditar excessivamente nisso tudo" há uma limitação: "Chega! Eu não o acompanho nessa história, nas significações que você está procurando". Limitar o saber é um modo de manter a verdade desatada, o que faz uma análise ir do saber ao verdadeiro. Faz-se uma disjunção entre saber e verdade ao dizer que existe uma verdade incômoda a todo saber.

A CLÍNICA LACANIANA

Três momentos diferentes da clínica de Lacan foram catalogados em um texto de Jacques-Alain Miller, "L'apparole", publicado na *Revista da Escola da Causa Freudiana* (nº 34). A partir desse texto, proponho uma leitura.

O primeiro momento seria o da "vontade de reconhecimento". Lacan valia-se de Hegel. A análise era conduzida por meio da vontade do reconhecimento do desejo, as pessoas sofriam porque queriam ser reconhecidas. A base estava em Hegel: o conflito do homem, a dialética entre o senhor e o escravo baseia-se no reconhecimento.

Lacan aplica essa dialética à psicanálise em seus primeiros textos, mais especificamente em conceitos sobre o Outro. O modelo da luta por prestígio mostra essa proximidade com os conceitos hegelianos, posteriormente abandonados.

No Seminário 11, "Os quatro conceitos fundamentais da psicanálise", Lacan se distancia de Hegel: "Eu penso contra Hegel, de forma diferente dele". André Green, ali presente, e que hoje se apresenta como "pós-lacaniano", saiu-se com esta interpretação selvagem:

— É o filho matando o pai.

O segundo momento seria o da "vontade de dizer", baseado na psicanálise como prática do diálogo. É ainda na primeira clínica de Lacan, sustentada no "inconsciente estruturado como uma linguagem", que surge a questão de o sujeito acoplar-se "corretamente" à palavra. É o sujeito dividido entre dois significantes.

No terceiro momento – segunda clínica de Lacan –, não se trata mais nem da vontade de reconhecimento nem da vontade de dizer. Há um novo ponto de ancoragem da clínica psicanalítica, apontado por Lacan em 1972-1973, no Seminário 20: a "vontade de gozar".

São três momentos apresentados de maneiras simples, mas nem por isso menos precisas. Momentos de impasses. De

ultrapassagens de Lacan: ser reconhecido, querer dizer, querer gozar. A cada um desses momentos podemos associar, respectivamente, um Outro completo, um barrado e um inexistente:
- o Outro do reconhecimento (A);
- o Outro barrado (Ⱥ), mas atingível;
- o Outro que não existe (Ⱥ).

Ao mostrar as transformações sofridas pela clínica, esse esquema recupera a tripartição da estrutura proposta por Lacan: imaginário, simbólico e real. Digamos que hoje a clínica psicanalítica esteja indo em direção ao real, ao passo que no primeiro e no segundo momentos a questão incidia no reconhecimento e na consistência do Outro.

Com o fenômeno da globalização, o mundo pouco se incomoda com o Outro. Se na primeira clínica tínhamos um sujeito dirigido ao Outro ("quem não se comunica, se trumbica"), na segunda clínica esse Outro foi para o espaço. O mundo globalizado não reconhece um Outro que garanta – os ideais se romperam, não existe mais nenhum termômetro que garanta o dizer.

Em um mundo onde o Outro não existe, qual resposta pode encontrar um sujeito que tropeça com o real? Se no primeiro momento é "reconheça-me dentro de uma identidade" e no segundo "reconheça-me dentro de uma alteridade", no terceiro seria "reconheça-me dentro de mim mesmo"?

Mas o que seria o ser do "mim mesmo"? A única resposta: este ser goza. E não se tem nenhum controle sobre esse gozo.

As doenças da modernidade são doenças que chamei do curto--circuito do gozo, daqueles que vão direto ao prazer, sem intermediários. Elas são consequências do curto-circuito da palavra: curto-circuitam a palavra.

Não é de estranhar, no mundo globalizado, o crescimento de doenças ao mesmo tempo individuais e sociais, como a anorexia, a toxicomania, os crimes hediondos, os atos delinquentes, as doenças psicossomáticas. São todos exemplos do curto-circuito do gozo. Os clínicos ouvem com respeito esses nomes porque conhecem as dificuldades desses casos, sabem que quando surgem, seja no consultório, no ambulatório ou no hospital, dão trabalho. Como ter acesso às doenças do curto-circuito do gozo? É aí que toda tecnologia está se debatendo.

Em geral, essas doenças são formas de apreensão da verdade. Elas tratam uma verdade, mas não através do saber. Antes, tratava-se a verdade pelo saber, era um mecanismo de abordagem pelo recalque.

Freud construiu a psicanálise como teoria e técnica de tratamento dos efeitos do recalque. Para ele, todo ser humano teria tido um dia, na vida, uma experiência de satisfação, muitas vezes representada pelo aleitamento, pela presença de alguém, de um corpo, de uma situação que o completava. Ao longo da vida, o sujeito perde essa sensação de bem-estar quando surgem situações que diferem da primeira e chega uma outra pessoa que não aquela. Ao deparar com o Outro, ele percebe que não é um, que não é inteiro. Por isso já se disse que o neurótico não gosta de surpresas. Diante do inesperado, ele se aferra ao mesmo:

— Você mudou de perfume?

As crianças, por exemplo, detestam que lhes contem outras histórias. Se alguém lhes narra o conto de Cinderela, no dia seguinte vão querer ouvi-lo novamente, com os mesmos detalhes. A primeira narração é uma forma de insultar, de fixar o ser. Ocorreu, naquele momento, um recalque da experiência de satisfação, algo que se perdeu, recalcou-se.

A partir do recalque, construiu-se a psicopatologia que dele se depreende: neurose, psicose e perversão. Na neurose, acredita-se que se vai recuperar algo que se perdeu. Por isso, o neurótico pensa que amanhã será melhor, sempre adiando decisões. É, por excelência, o indeciso. Uma vez que decidir implica uma perda, não suporta decidir, procurando alguém que o faça por ele.

Na perversão, não é necessário o recalque porque o sujeito mantém uma satisfação contínua. Na psicose, há um "defeito do recalque". Essa psicopatologia é chamada de *a primeira clínica de Lacan*, a clínica estrutural, e que funciona bastante bem.

Vejamos o recalque como ficção. Não é a mesma coisa ter a "outra cena" como ficção ou tomar um tranquilizante. Enquanto o tranquilizante serve para todos e tem garantia científica, a outra cena funciona individualmente, é cena para um e é garantida apenas na palavra do sujeito. Importa essa diferença: o tranquilizante é um insulto que se generalizou, fixou, avalizou e deu garantia.

Da mesma maneira que chamar alguém de "filho da mãe", o tranquilizante marca um atributo no sujeito: "Você é um deprimido". O tranquilizante também nomeia, prescreve. Prescrever significa escrever previamente, "fixar", "limitar", "marcar". Assim como "insultar", significa saltar em cima. Então, nós, médicos, baseados na terminologia latina, ao prescrever, poderíamos compreender: "Insulto tal coisa a tal pessoa".

No texto *Inibição, sintoma e angústia*, de 1925, ao rever o caso Hans, Freud descobre que a fobia de seu paciente não é explicável pelo recalque. E, curiosamente, ele recupera algo muito antigo, a teoria da defesa, em que a pulsão não é tratada pelo saber. É a teoria da pulsão não recalcada, de algo que escapa do domínio, do poder do recalque.

Interessa a Lacan retomar essa vertente em Freud para responder ao que hoje chamamos *clínica dos inclassificáveis*, do mal-estar que não é classificável na psicopatologia clássica estruturalista da psicanálise (neurose, psicose e perversão). Como responder a fenômenos como a psicossomática, as drogas, a delinquência fortuita, o fracasso escolar?

Os alunos de hoje não são rebeldes como os de ontem. Rebeldes foram aqueles que fizeram passeata em 1968, que foram à Maria Antônia[15], que protestaram e que, hoje, se orgulham do passado. Esses, sim, "fomos" rebeldes.

Se os alunos de hoje entregam a prova em branco, os de ontem entregavam um tratado. Hoje, entregam a prova em branco e dizem: — Não sei.

Não há a menor vontade nesse gesto. Há desinteresse. O gozo não passa por aí. Os esportes de ação ganham cada vez mais importância: o alpinismo, a descida em corredeiras, o jogar-se da ponte da avenida Dr. Arnaldo, na capital de São Paulo, aos domingos. Todos acompanharam o principezinho, o filho de Charles e Diana, ser descoberto pelo pai descendo a parede de uma usina, o que não fica bem a um principezinho.

Para discutir essa questão da segunda clínica e do risco do insulto, eu trouxe o exemplo de alguém rigorosamente insultado na vida, uma vez que esteve em um campo de concentração. Na história humana, não há insulto, difamação maior que o Holocausto. A espécie humana jamais foi tão insultada. Jovens que

---

15   Rua da cidade de São Paulo onde ficava a USP (antes da mudança para o *campus* do Butantã) e onde até hoje está localizada a Universidade Presbiteriana Mackenzie. No final da década de 1960, essa rua foi palco de lutas políticas, passeatas e conflitos com a polícia. (N. da E.)

sobreviveram a tal experiência se perguntaram inúmeras vezes se testemunhariam ou não tal vivência.

Destaco o exemplo de Primo Levi, italiano de Turim nascido em 1919, químico brilhante, preso em 1943 e que, por ser químico, trabalhou em um campo de concentração na Itália. Em 1944, ele foi para Auschwitz e, em 1947, escreveu um livro chamado *É isto um homem?*, recusado por seu editor e que só foi publicado em 1957. A obra transformou-se em um dos clássicos da literatura mundial pela qualidade da escrita, pela verdade de sua posição e pela não dramatização do texto. É o relato do dia a dia de uma pessoa progressivamente insultada. No entanto, em 1987, todos sabem, Primo Levi se suicidou. Por quê?

Se nos basearmos em outro autor que passou por um campo de concentração, Jorge Semprún, de origem espanhola, diremos com ele, em seu livro *A escrita ou a vida* (Companhia das Letras, 1994), que Primo Levi se suicidou porque não tinha mais o que fazer. O restante da dignidade humana – se é que resta alguma dignidade depois de um campo de concentração – recusa--se de maneira absoluta a uma sociedade capaz de fazer o que fez a seus cidadãos. Jorge Semprún afirma que, se escrevesse o que viveu em Buchenwald, "Bosque de Faias", nome maldito, não poderia mais viver: "Se eu disser o que aconteceu, perco a vida". Levou quarenta anos para conseguir escrever o livro *A escrita ou a vida*. Lançou outro: *Adieu, vive clarté...* (em tradução livre, *Adeus, viva clareza...*), pela editora Gallimard, em 2000.

Como continuar a viver quando se teve a infelicidade de sofrer o pior insulto do mundo sem poder respondê-lo, e sem ao menos poder desvalorizar sua gravidade? É um problema enorme para quem esteve em um campo de concentração. Como continuar frequentando festas, por exemplo, e suportar ser cobrado pelos outros? Torna-se um problema perder um parente e ter uma festa dali a um mês. A tristeza e o recolhimento lhe são cobrados. Como pode ainda existir vida depois de ter vivido tudo isso? Para Primo Levi, não houve essa possibilidade; para Semprún, sim.

Ele se deu conta finalmente de que todos os personagens de sua vasta obra literária nada mais eram do que cadáveres inventados, um engodo que ele agitava tal como o pano do toureiro frente ao touro mortal:

> É dessa maneira que eu me esquivava, que eu a distraía. O tempo que a morte perdia – tão brava e estúpida quanto um touro de combate – em adivinhar que mais uma vez só tinha conquistado um simulacro, era para mim uma vitória, eu ganhava tempo.

Os personagens de seus romances funcionavam como se, no momento em que o balão tivesse perdendo altitude, ele jogasse um saquinho de areia – o balão tornava a subir. Quando a morte se aproximava, jogava outro saquinho, alimentava-a por meio das figuras de seus romances. Finalmente, descobriu que "a morte enfiava os seus dentes sobre cadáveres de sonho". Um grande escritor. Cadáveres de sonhos são fantasias que as pessoas oferecem à morte.

Em *Adieu, vive clarté...*, Semprún explica:

> Eu não gostava da ideia de ser confinado no papel de sobrevivente, de testemunha digna de fé, de estima e de compaixão. A angústia me tomava pelo fato de ter que representar esse papel com a dignidade, a medida e a compostura de um sobrevivente apresentável: humanamente e politicamente correto.
>
> Eu não queria ser obrigado a viver para sempre nessa memória, dessa memória.

É alguém que diz: "basta de acreditar muito nisso tudo": Eu me irritava com os obstáculos que minha memória impunha à minha imaginação romanesca. Uma vida muito aventurosa, muito carregada de sentido por vezes barrou os caminhos da invenção, levou-me a mim, enquanto eu pretendia inventar o outro, me aventurar no território imenso de estar além, de ser-outro. De certa maneira, eu não poderia ser escritor. (...) Este livro é o relato da descoberta da adolescência e do exílio, dos mistérios de Paris, do mundo, da feminilidade. (...) A experiência de Buchenwald não está presente aqui, nem lança nenhuma sombra. Também nenhuma luz. Está aí porque escrevendo *Adieu, vive clarté...*, pareceu-me reencontrar uma liberdade perdida.

Semprún conta como se sentia aos quinze anos de idade, antes de ser pego na armadilha da Gestapo, antes de ter vivido naquele *block* 56:

Eu era então esse menino de quinze anos que descobria o borbulhante infortúnio da vida, suas alegrias também, inacreditáveis, em Paris, entre as duas guerras de sua adolescência.
Aí estou eu de novo.

É como encerro: "Aí estou eu de novo".

A INTERPRETAÇÃO DESCOMPLETA
Um comentário de Lacan
O mal-entendido
Vivemos em um tempo em que computadores, vídeos, celulares mostram que é possível uma comunicação total e completa entre os homens. Sem enigmas, sem mal-entendidos, em que o dito e o dizer se equivalem; sem erro, sem tropeço, sem titu-

beio, sem alusão, sem charme. Vivemos em um tempo contra a poesia, a arte, a literatura. Enfim, vivemos uma esperança de acabar com a interpretação psicanalítica, como se isso pudesse nos levar à harmonia e à verdade almejadas. Dizer, transmitir e compreender, no menor espaço de tempo possível, parece ser a tríade sobre a qual repousa esse ideal.

Estamos, assim, em um bom momento para reavivar o debate sobre a interpretação. Partimos de uma tese: a psicanálise também busca reduzir o mal-entendido, porém não para resolvê-lo, mas para determinar o ponto de sua irredutibilidade em cada analisando. Afinal, o mal-entendido não é um defeito do homem, mas a marca de seu desejo, de um desejo rebelde à acomodação coletiva. O mal-entendido é próprio de quem fala, quando fala do que quer.

No início da análise, o analisando frequentemente está mergulhado em um mar de identificações imaginárias, mal se entendendo. É função do analista dirigir o trabalho para o ponto central e determinante daquilo que causa o desejo mal-entendido. Nesse caminho, a interpretação é fundamental.

A interpretação é muitas vezes estabelecida pelo enigma, diz Lacan no seminário "O avesso da psicanálise", de 1969[16], ou como um equívoco, tal como ele retorna à questão em 1972, no texto "L'Étourdit"[17]. Enigma ou equívoco, é tarefa da interpretação propor ao analisando a disjunção entre o saber e a verdade, às vezes apresentando um saber sem verdade, em outras, uma verdade sem saber.[18] Compondo essas duas vertentes, trata-se

---

16   LACAN, J. "L'envers de la psychanalyse". In: *Le séminaire*. Livre 17. Paris: Seuil, 1991. pp. 39 e 40.

17   LACAN, J. "L'Étourdit". *Scilicet*, Paris, n. 4, p. 48, 1973.

18   FORBES, J. "Opção escola – da transferência analítica à transferência de trabalho". *Anuário Brasileiro de Psicanálise*, Rio de Janeiro, n. 92/93, p. 115, 1993.

de criar uma situação de "escolha forçada" que decorre de uma compreensão necessariamente incompleta.

A frase comentada

Comento, sobre este tema, os dois parágrafos finais do texto *Televisão*, escrito por Lacan em 1973. Uma primeira leitura mostra-os condensados e enigmáticos:

> A interpretação deve ser presta para satisfazer o empréstimo. Do que perdura de perda pura ao que só aposta do pai ao pior (ou: ao que só põe parada na paridade do pai ao pior).[19]

Temos então, de início: "A interpretação deve ser presta". O termo "presta" (*preste*), no francês antigo, significa ao mesmo tempo "rápido" e "pronto" (*prêt*). Este último termo figura, no *Littré*, um dos mais respeitados dicionários franceses, sob três rubricas – um adjetivo e dois substantivos – e tem mais de dez acepções. Proponho utilizar duas: estar pronto (*être prêt*) e emprestar (*action de prêter*). Assim, utilizaremos para o termo "presta" essas três significações: rápido, pronto e emprestar.

A interpretação deve ser rápida, não prevista, o que leva o analista a ter que se emprestar a ela, ser a ela maleável. O efeito de uma interpretação, como dizia Freud, mede-se ao depois (*après-coup*), e não ao antes. Não se pode antecipar o efeito de uma interpretação; ela surpreende analisando e analista. Quanto a "estar pronto", Lacan, em texto anterior, se refere ao "estar pronto para usar", ao *prêt-à-porter* no sentido que dá a impres-

---

19   LACAN, J. *Télévision*. Paris: Seuil, 1974. p. 72. Esta forma foi pensada por Luiz de Souza Dantas Forbes, em sua tradução para a Biblioteca Freudiana Brasileira.

são de que ela já estava ali aguardando, só faltava vestir. A interpretação, poderíamos dizer, "cai como uma luva".

Prosseguindo a leitura, encontramos o complemento da frase: "para satisfazer o empréstimo". A dúvida recai sobre a palavra criada: "entrepréstimo". Como entendê-la? Temos uma alusão evidente a préstimo, acrescida de "entre"; empréstimo. *Prêt*, acrescento, tem sua origem no latim *pretium*, ou seja, preço, valor. *Interpres* é aquele que se fazia intermediário entre dois preços. Penso que aí podemos compreender o assinalamento de Lacan quanto ao local de incidência da interpretação: entre dois préstimos, entre dois significantes, entendendo que cada significante é um préstimo da língua à satisfação, um amparo, um auxílio.

Logo, a interpretação deve ser presta, rápida, pronta para satisfazer ao entrepréstimo, ao que está entre dois significantes, entre duas respostas, isto é, ao lugar "do que perdura de perda pura".

Colocando a segunda oração como continuação da primeira, entendemos que no entrepréstimo, no não dito do analisando, no interdito, toca-se no que perdura como pura perda, apesar dos esforços para tudo dizer, para "ser Outro", como escreveu Lacan em "O Outro Falta".[20]

São notáveis os alertas de Lacan, desde o início de seu ensino, para o perigo de permitir que a interpretação funcione como uma rolha, um tampão, do mal-entendido fundamental causado pelo desejo que divide o sujeito. Em "Variantes do tratamento padrão", por exemplo, ele acusa a criação da contratransferên-

---

20   LACAN, J. "L'Autre manque". *Ornicar?*, Paris, n. 20/21, p. 12, 1980.

cia como técnica interpretativa, responsável "pela demissão do uso da fala"[21], a partir dos anos de 1920, pelos pós-freudianos.

Contrariamente ao ideal de nossos modernos tempos, a que nos referimos no começo desta reflexão, a psicanálise sustenta:

- que toda tentativa de se completar, de chegar ao Outro, produz uma perda;
- que o amor se baseia no mal-entendido;
- que o tratamento dessa pura perda não é o seu despre-zo ou a sua recusa, ou o progresso das comunicações, pois há algo que perdura, que dura até o fim como pura perda, "...ao que só aposta do pai ao pior".

Este trecho final da oração – "ao que só aposta do pai ao pior" – modaliza o início, "Do que perdura de perda pura". A perda pura se dá na aposta do pai ao pior. Discutamos este termo, "aposta", *parier*, em francês.

Fica um pouco esquecida em português a acepção etimoló-gica de "aposta", originada de "pôr junto", "apor", em favor do comum "arriscar", "jogar". Em francês, *parier* remete ao "fazer par". *Faire un pari* é colocar em jogo somas iguais, "pôr junto", "igualar", "unir". Daí ser também interessante traduzir: "ao que só põe parada na paridade do pai ao pior", realçando a parceria do pai e do pior, e não só a ultrapassagem de um sobre o outro, ao mesmo tempo que se recuperam, em parte, alguns jogos homofônicos presentes na frase original entre pai, apostar e par.

A interpretação pareia assim o pai e o pior, se entendermos que, por um lado, ela reenvia à significação que introduz a no-minação ligada ao pai e, por outro, mantém o enigma que força o sujeito a pôr aí de si, caso queira responder. Não há como se

---

21   LACAN, J. "Variantes de la cure type". In: *Écrits*. Paris: Seuil, 1966. p. 333.

pôr aí de si sem perder algo; é o pior. Na medida em que se põe, não se tem mais. Aquilo que se fala não é mais segredo, e só o segredo é dócil ao teatro íntimo do narcisismo. A associação, a parceria "pai e pior", é o que pode justificar, penso, a equivalência que faz Lacan, em um certo momento, entre o conceito de Nome-do-Pai e a noção de objeto a.

Um momento clínico

Veio-me à lembrança, antes mesmo de começar esta reflexão, um momento de minha clínica que deve ter me guiado na leitura desses dois parágrafos sobre a interpretação. A clínica é soberana. Vou concluir com ela esse "momento", termo que não poderia convir melhor à presteza da interpretação.

Irving Vaz Pereira – vou chamá-lo sob esse pseudônimo – era um jovem executivo de sucesso, com aproximadamente 35 anos de idade, e que procurou a análise motivado por sua dificuldade no trato com o dinheiro e pelo autoboicote que se infligia todas as vezes que alcançava cargos mais altos. Percorridos alguns meses de análise, pergunto-lhe sobre o peculiar de seu nome completo juntar um nome tão estrangeiro a um sobrenome tão brasileiro.

Responde-me que para ele também, e por muito tempo, aquilo pareceu esquisito, e que a única coisa que sabia é que o nome Irving tinha sido sugerido a seus pais por uma freira norte-americana, grande amiga da família, que passava uns tempos em sua casa por ocasião de seu nascimento, e a quem seus pais resolveram homenagear, acatando a sugestão. Disse que só foi compreender o que seu nome queria dizer quando, aos vinte e poucos anos, foi mandado, pela empresa em que trabalhava, aos Estados Unidos, e lá o viu escrito em todo lugar.

— Tinha um monte de Irving Bank – explicou ele. Ao ouvir isso, eu lhe disse de imediato:

— *Trust.*

Ele completou:

— Ah, é mesmo, *In God we trust.* Você viu que sacanagem, onde é que colocaram Deus? Com o dinheiro!

E prosseguiu nesse tema por muitas sessões.

Ao dizer *trust*, falei a palavra que faltava, que havia sido omitida no nome do banco, que de fato se chama Irving Trust Bank.

Para Irving, até então, seu próprio nome funcionava como uma holófrase, um bloco significante, um enunciado incompreensível, fosse como a ideia descabida da amiga freira, fosse como o falso nome de um banco.

Trust, quando lhe foi interpretado, atingiu o entrepréstimo, a saber, entre *Irving* e *Bank*, acomodando um sujeito que se põe a associar e começa a juntar o *trust* omitido ao que está escrito na nota do dólar (*In God we trust*), descolando sua problemática obsessiva, em que Deus é dinheiro, o que lhe causou repugnância.

Foi a partir dessa interpretação que a análise de Irving lhe deu do que falar. Uma interpretação que, se por um lado completou uma significação, por outro descompletou o sentido, abrindo-o ao sem sentido, ao *nonsense*.

Podemos ainda dizer que ela reintroduziu o enigma do desejo do Outro, ou ainda que ela reintroduziu a dimensão do desejo, deslocando o sentido do sintoma, tal como ele se apresentava no início, descompletando-o.

Talvez tenha sido um eficaz mal-entendido.

AS NOVAS FORMAS DO SINTOMA

O sintoma em psicanálise, em uma primeira acepção, refere-se à expressão de um sofrimento, passível de ser decifrado: "Os sintomas têm um sentido e se relacionam com as experiências do paciente".[22] Para Freud, o sentido dos sintomas é uma característica que especifica a maneira como a psicanálise aborda a questão. É diferente da medicina, que atenta "pouco para a forma externa do conteúdo dos sintomas individualmente considerados", excluindo as particularidades do paciente.[23]

> O sintoma psicanalisável, seja ele normal ou patológico, distingue-se não somente do índice diagnóstico mas também de toda forma apreensível de pura expressividade, pelo fato de ser sustentado por uma estrutura idêntica à estrutura da linguagem... A estrutura da linguagem tal como ela se manifesta nas línguas que chamarei positivas, aquelas efetivamente faladas pelas massas humanas.[24]

Lacan chega à psicanálise conduzido pelo amor que aprende de seu professor Clérambault, na continuação de Kraepelin, "à fidelidade ao envelope formal do sintoma, que é o verdadeiro traço clínico que nos cativou".[25]

Uma análise começa pelo sintoma e termina pelo sintoma. O sintoma da entrada não é igual ao da saída. É este, o da entrada, o sintoma decifrável, ao qual até agora nos referimos.

Continuemos. Para um psicanalista de orientação lacaniana, o começo da análise é fundamental para o estabelecimento do sintoma da entrada. Ao contrário do que acontece na medi-

---

22   FREUD, S. "O sentido dos sintomas". In: *Obras completas*. v. 16. Rio de Janeiro: Imago, 1969. p. 305.

23   Id. ibid.

24   LACAN, J. "La psychanalyse et son enseignement". In: *Écrits*. Paris: Seuil, 1966. p. 444.

25   LACAN, J. "De nos antécédents". In: *Écrits*. Paris: Seuil, 1966. p. 66.

cina, em que o médico é externo ao sintoma, na psicanálise, o analista, pelo fenômeno da transferência, completa o sentido do sintoma. O analista faz parte do sintoma.

O período chamado em Freud de "análise de prova" e em Lacan de "entrevistas preliminares" serve para o cálculo do lugar que o analista vai ocupar no sintoma, melhor possibilitando o desencadeamento da decifração. Não é assim para certas correntes psicanalíticas que pressupõem a possibilidade do acesso direto ao fantasma, prescindindo da estruturação do sintoma através do imediatismo da contratransferência.

Sendo o sintoma fundamental em uma análise, impõe-se uma pergunta: alteram-se as formas de sua apresentação? A resposta, parece-nos, é "sim". As formas dos sintomas tomam o relevo de cada época. Se a estrutura é atemporal, as formas de aparência mudam com o tempo, em decorrência dos mecanismos que produzem o sentido. Consideramos o complexo de Édipo, por excelência, como a estrutura formadora do sentido – o sentido se forma na versão do pai. "O complexo de Édipo", defende Lacan, "é relativo a uma estrutura social".[26]

> O fato de ter Lacan elaborado em seguida o mito freudiano, até o ponto de formalizá-lo sobre o modelo linguístico da metáfora, não quer dizer que tenha, em algum momento, negligenciado a sua relatividade.[27]

A forma de um sintoma se adapta ao relevo social de uma época.

---

26   LACAN, J. *Os complexos familiares*. Rio de Janeiro: Jorge Zahar, 1987. p. 55.
27   MILLER, J.-A. "L'Autre qui n'existe pas et ses comités d'éthique". *La Cause Freudienne Revue de Psychanalyse*, Paris, n. 35, p. 13, 1997.

Passemos agora ao exame das grandes linhas representativas do atual relevo social, no que tange às maneiras que o homem descobre para se acomodar mediante o renovado mal-estar na civilização. Destaco duas grandes linhas, duas teses: a da harmonia e a do conflito. A harmonia entre o homem e a civilização e, ao avesso, o conflito entre o homem e a civilização.

A tese harmônica

O melhor representante da tese de uma harmonia impossível entre o homem e a civilização – concordamos com Renato Janine Ribeiro[28] – seria Jean-Jacques Rousseau. O mito do "bom selvagem" deixa compreender que, para o homem evitar a degradação constante, ele precisaria minimizar o mal, no caso a cultura, mas jamais será capaz de recuperar a qualidade de sua vida prévia à cultura. O bom está no selvagem, na qualidade do ser selvagem. O homem, tendo perdido a inocência, sofre.

A consequência é simples: impõe-se retornar ao selvagem, ao sem cultura, à inocência. Para tanto, estabelece-se um método intimista, confessional e natural. Está em jogo uma leitura biologizante do psíquico. Saber é mau, é pecado; no retorno à natureza, na compatibilidade à sua essência, reside a harmonia verdadeira de um homem, na certeza que prescinde da intermediação da cultura para aprender o mundo.

Se, em um extremo, Rousseau pensava na *instituição* de uma sociedade regrada por meio de um contrato – isto é, um início de estrutura política –, no outro extremo temos, atualmente, Francis Fukuyama, para quem já alcançamos a excelência em

---

28   Renato Janine Ribeiro, professor titular de Ética e Filosofia Política na USP, discorreu sobre este aspecto em março de 1997, na Seção São Paulo da Escola Brasileira de Psicanálise.

relação a uma estrutura que em Rousseau era apenas nascente. Professor universitário norte-americano, formado em Yale e em Harvard, assessor do presidente George W. Bush no Departamento de Estado, Fukuyama ficou conhecido, em 1992, por um livro cujo título é a síntese de uma opinião: *O fim da História e o último homem*. Nessa obra, ele conclui que já teríamos atingido a mais evoluída e adequada estrutura política. Em consequência, a história teria acabado, por falta de conflito, por havermos finalmente atingido o estágio, há tanto pretendido, de harmonia tranquilizadora. Algumas guerras aqui e acolá, crimes hediondos, racismo e outros problemas seriam simplesmente pontos necessitados de um melhor ajuste.

Nessa vertente da harmonia, é lógico esperar que se valorize o conhecimento dos iguais, imaginando que estes não necessitam da intermediação do saber para compreender. Assim, o igual entende o igual. A mulher entende a mulher, o homem entende o homem, o louco entende o louco, o sucesso entende o sucesso, a droga entende a droga e assim por diante.

Grupos de homens se formam para, com a ajuda de um terapeuta igualmente homem, trocar suas apreensões pela perda do papel que tinham antes da revolução feminina. Uma escritora de língua inglesa apresenta-se em seu livro como psicótica maníaco-depressiva, oferecendo sua experiência à compreensão da loucura alheia. Personagens que se declaram pessoas de sucesso propõem que seus passos sejam imitados; composições neuroquímicas detectadas em certos estados de humor embasam justificativas medicamentosas cada vez mais abundantes. Estamos no tempo em que o igual entende, trata e é solidário ao igual.

Em uma clínica, na perspectiva da harmonia, parece-nos ocorrer a sustentação de três princípios. Primeiro, o bom senso – a clínica harmônica é a do bom senso, em que a sensibilidade moral determina o que é bom para o outro. Acredita-se que o bom seja uma evidência, posto que o bom é a resposta às necessidades e estas são de fácil catalogação e hierarquização social. A clínica do atendimento à necessidade é muito diferente daquela que atende ao desejo, que não tem nada de bom senso.

O segundo princípio seria o da irresponsabilidade. O paciente, aquele que sofre, não é responsável por seu sofrimento. Diz-se, por exemplo, em um livreto editado no Brasil pela Sociedade Brasileira de Psiquiatria Clínica, adaptado de um original norte-americano: "A depressão não ocorre por sua culpa. Não é uma fraqueza. É uma doença. E pode ser tratada".[29]

O terceiro princípio seria, neste domínio, a validade da frase "O preço da liberdade é a eterna vigilância". Como já disse o jurista Miguel Reale Jr., o preço da liberdade é "o eterno delito", uma vez que a eterna vigilância é coercitiva da liberdade.

Um caso clínico publicado em uma revista de psiquiatria[30] oferece-nos matéria para reflexão. Trata-se de um trabalho sobre o tratamento farmacológico dos transtornos de ansiedade, especificamente, uma fobia social: "É um transtorno novo (*sic*), quanto à pesquisa psiquiátrica ou tratamento farmacológico e, mesmo, quanto à terapia psicoterápica".

---

29   Sociedade Brasileira de Psiquiatria Clínica. *Depressão é uma doença que pode ser tratada*. Distribuição Sandoz Farmacêutica. p. 4.

30   NARDI, A., FIGUEIRA, I., VERSIANI, M. "Tratamento farmacológico dos transtornos da ansiedade". *Vitrô – Psiquiatria*, Belo Horizonte, pp. 71-74, set. 1996.

A fobia social é entendida como uma nova forma de sintoma, antes confundida com timidez.[31] Os autores explicam que na "fobia social", como no "transtorno do pânico", o diagnóstico pelos critérios do DSM-IV ou CID-10, convenções internacionalmente adotadas, não é uma indicação para o tratamento farmacológico. Mais importante do que o diagnóstico, de acordo com os critérios científicos ou operacionais, é o julgamento clínico.

Aí já poderíamos antepor nossas diferenças, pois consideramos que nenhuma padronização diagnóstica pode ou poderá suplantar o compromisso do julgamento clínico. Mas passemos, e vejamos o que aí se entende como "julgamento clínico". Um caso é relatado. Trata-se de um cirurgião portador de uma fobia social, subtipo circunscrita.

> Um cirurgião de renome, excelente profissional, com vida pessoal e familiar sem problemas, inclusive uma vida social particularmente rica e gratificante, que não consegue assinar cheques na frente de estranhos, principalmente *traveller's checks*.
> O cirurgião não era capaz de assinar cheques de viagem na frente de estranhos. Qual o julgamento clínico?
> Ele ri de tudo isso e, aparentemente, não se incomoda com o problema. Não experimenta nenhum sintoma de ansiedade relevante durante as cirurgias que pratica.

Tratamento farmacológico para um paciente como esse? Nem pensar. Dentre outros motivos, porque os medicamentos interfeririam de modo sério em sua atuação como cirurgião.

---

31   A revista *IstoÉ* publicou em seu número 1433, de 19 de março de 1997, uma matéria chamada "Pavor de Falhar", destacando o ineditismo (*sic*) da fobia social.

Permitimo-nos concluir que não seria necessário medicamento algum, uma vez que lhe faltaria dinheiro para viajar e comprar cheques de viagem... Estamos no domínio do bom senso. Talvez, se essa pessoa não pudesse assinar nenhum tipo de cheque, fosse-lhe recomendado o medicamento, baseado no maior "nível de incapacitação".

Chama-nos a atenção que a especificidade do sofrimento – "não assinar cheques de viagem na frente de estranhos" – não tenha nenhum sentido para os psiquiatras autores do artigo. Esse fato demonstra a correção da citação de Freud feita no início deste artigo: "a psiquiatria clínica atenta pouco para a forma externa do conteúdo dos sintomas individualmente considerados".

O artigo prossegue ensinando o adequado manejo das drogas antidepressivas no tratamento da fobia social, lembrando a importância de "esclarecer ao paciente que pesquisas, relativamente recentes, indicam que seu problema pode ser tratado por métodos farmacológicos e/ou psicoterápicos". É a tese de uma doença como as outras, para a qual há remédio. O paciente não é responsável por seu sofrimento.

Um cuidado deve ser tomado, alerta o artigo: as drogas podem ser eficientes demais e a rápida melhora do paciente pode complicar sua vida, pois seus amigos, habituados a vê-lo embutido e cabisbaixo, podem pensar que ele está ficando loucamente alegre.

O resultado terapêutico é muito rápido, mais até do que desejamos. Uma, duas, três semanas nesse esquema, o paciente começa a dizer que é uma nova pessoa, está fazendo coisas que nunca fez, assina na frente dos outros, frequenta reuniões, almoça na presença de estranhos, conversa espontaneamente com todo mundo, fala para pequenos grupos, enfim sua vida mudou! O paciente fica maravilhado com a mudança e aí já existe um perigo. Essa alteração muito célere de padrões de comportamento com mais de dez anos de duração resulta em uma ruptura que é notada pelos outros e nem sempre é aceita.

Moral da história: deve-se dar o medicamento mais eficaz só para aquele que necessita de melhora urgente, como para quem quiser presenciar em duas semanas o casamento do único filho. Aí não importa que os outros pensem que ele está alegre demais, pois pior seria não acompanhar o filho nesse momento importante. O psiquiatra, nesse exemplo, tem que vigiar as diversas ocorrências e intercorrências da vida de seu paciente, para compor o seu julgamento clínico.

Temos assim exemplificadas as três características que levantamos em relação à clínica harmônica: o bom senso, a irresponsabilidade do paciente, a vigilância do médico.

A conclusão do artigo que comentamos não é muito otimista: após a suspensão do medicamento, espera-se pelo melhor durante dois, três meses, ou seja, pela não recidiva dos sintomas. Infelizmente, isso raramente ocorre e o tratamento precisa ser reiniciado.

A tese conflitiva

O melhor representante da tese de um conflito fundamental entre o homem e a civilização é Sigmund Freud. O conflito não é expressão de doença ou erro, mas é constitutivo da espécie humana. Se na harmonia temos o "homem da certeza", no conflito temos o "homem da aposta". No conflito, a história não acabou nem acabará, uma vez que a tentativa de nomear o desejo, de levar o saber à nomeação da verdade essencial, é sempre falha e renovada. Para uns, isso pode ser encarado com pessimismo, dado o esforço necessário para viver; para outros, com otimismo, pois é a base da criação.

As decisões sobre o desejo – diferentemente do que ocorre com a necessidade – não têm nada de "bom senso". Exigem a responsabilidade do sujeito e escapam ao controle universal, por serem particulares. Contestam os três pontos que exemplificamos na clínica harmônica: o bom senso, a irresponsabilidade e a vigilância.

O método de acesso à verdade do desejo não é nem confessional, nem íntimo, nem natural, como descrito na tese anterior. É produto de uma busca de saber dirigida a um Outro. Paga-se um preço por este saber – o preço da culpa em Freud, o preço do desarvoramento em Lacan. O saber é "roubado do pai" (assim está em Freud até seu último texto, "Análise terminável e interminável"). O saber está enraizado, garantido no Outro, e paga-se uma taxa de administração: a culpa.

Já em Lacan, para quem a análise conduz para além do saber e do sentido do pai, o preço do querer saber é o da perda das raízes, é o desarvoramento. Não há em "nome de quem" garantir as escolhas fundamentais a não ser em nome do desejo, mas dizer assim é paradoxal, uma vez que o desejo normalmente escapa à nomeação. Como fazer? Qual a prática do tratamento dos sintomas na vertente da tese do conflito?

Falemos em três tempos do sintoma. Tudo começa pela implicação, daquele que se queixa a um analista, em seu próprio sofrimento, na constituição de um sintoma que pode ser respondido pelo paciente ao se dirigir ao analista. É o sintoma em sua vertente decifrável, o primeiro tempo. Depois, ocorre com frequência que algo experienciado como uma grande novidade rapidamente se acomode no rol dos sintomas típicos. Freud fala desse aspecto com uma certa decepção:

Defrontamo-nos agora com a desanimadora descoberta de que, embora tenhamos a capacidade de fornecer uma explicação satisfatória dos sintomas neuróticos individuais, mediante sua conexão com as vivências, essa nossa capacidade deixa-nos na incerteza quando chegamos aos sintomas típicos, muito mais frequentes.[32]

Haveria um gozo em ser como todo mundo, uma tranquilidade, em um segundo tempo – o do sintoma como gozo. Finalmente, no terceiro tempo, reaparece um sintoma particular, não decifrável, intratável. É um aspecto da pessoa e do qual ela não consegue se desvencilhar, nem pela compreensão de seu sentido, nem pela tentativa da igualdade ou equivalência aos outros. É um sintoma que identifica alguém pelo fato de não poder deixar de ser.

Para distinguir o sintoma tratável, decifrável, do início da análise, do sintoma intratável do final, Lacan se valeu da diferença entre a nova e a velha ortografia do termo "sintoma" em francês.

Segundo o dicionário *Petit Robert*, o termo aparece na língua francesa em 1370, grafado como *sinthome*, e em 1538 adquiriu a grafia atual, *symptôme*. Lacan explica[33] que a grafia atual faz referência abusiva à origem grega do termo pela presença do ptoma, partícula que indica queda. Dizemos, por exemplo, "caí doente". Ora, escrever com a velha grafia, sem o *ptoma*, tira essa evidência do cair, do desvencilhar, como dizíamos antes. Uma análise caminharia do *symptôme* ao *sinthome*. Isto é, da perda das identificações à identidade essencial.

---

32   FREUD, S. "O sentido dos sintomas". In: *Obras completas*. v. 16. Rio de Janeiro: Imago, 1969. pp. 320 e 321.

33   LACAN, J. *Lettres de l'École Freudienne de Paris*, 1979.

Procuramos a correspondência desse exemplo em português. Os dicionaristas registram sintoma como "acidente", algo que cai, e como "coincidência", que significa se igualar. Parece-nos razoável propor, com Lacan, que no início de uma análise o sintoma seja tratado como um acidente, algo estranho, e que, em seu percurso, na depuração sofrida pelo trabalho da análise, o sintoma estabeleça-se como coincidência inevitável, não mais expressão de um compromisso conflitante do qual se pode liberar, mas de uma identidade; osso duro a suportar. Uma análise iria do acidente à coincidência.

Conclusão

Dentre as diversas novas formas de sintomas relatadas – aquelas provenientes dos esforços da ciência e da religião em descobrir a felicidade; as novas formas que tomam o relevo do social e podem ser decifradas; as diversas formas do próprio sintoma como sentido, gozo ou identidade –, há que destacar uma quarta, uma nova forma de sintoma, fruto de uma análise, o osso duro a suportar: o psicanalista.

EMPRESTANDO CONSEQUÊNCIA (QUANDO FREUD NÃO EXPLICA)

Há duas clínicas no ensino de Jacques Lacan. A primeira, do significante, baseia-se na estrutura do inconsciente como linguagem. A segunda, a clínica do gozo ou da identificação ao sintoma, trata dos fenômenos que ultrapassam a captura da singularidade do sujeito pela palavra. Esse debate, travado na Associação Mundial de Psicanálise, é importante por dois motivos. Por um lado, coloca em relevo um Lacan do significante em contraste a um outro Lacan que é mais além da palavra em associação livre. Por outro lado, é conveniente para percebermos que a primeira clínica é coerente e adequada ao sujeito da era industrial, aquele marcado pelas identificações verticais (pai, pátria, moeda, fronteiras), enquanto a segunda clínica prepara o terreno para o tratamento dos novos sintomas do sujeito da era da globalização, que sofre um desvario do gozo, decorrente da quebra dos ideais.

É, portanto, um tema novo, atual e complexo. Pode ser abordado por diversos aspectos. Proponho pensar que, se na primeira clínica o analista empresta *sentido* ao que diz o analisando, na segunda o que ele faz é emprestar *consequência* ao que é dito. No emprestar sentido, cada fala do analisando remete a outra, e mais outra, e assim por diante. Se, por um lado, isso tem um efeito revelador bastante conhecido, por outro, pode dar a impressão, à pessoa, de que o que ela diz não tem muita importância ou consequência – como quero destacar –, pois ela espera que o importante ainda não foi dito. Encontramos exemplos de falas bem duras, de julgamentos pesados, que contam com esse efeito derrisório, como se o que valesse mesmo fosse o que ainda estivesse por vir, algo ainda não falado. No emprestar consequência, o analista não espera nada além do dito.

Para ilustrar, transcrevo algumas intervenções atribuídas a Lacan.

Paciente:

— Ó, como eu sou burro!

Lacan:

— Não é porque o senhor o diz que não seja verdade.[34]

Ou, ainda:

---

34 Esta e as três frases seguintes foram retiradas de: ALLOUCH, Jean. *Allô, Lacan?* Certainement pas. Paris: E.P.E.L., 1998.

— O senhor deve se dar conta de que, se pensa que os outros pensam que o senhor pensa mal, isso talvez se deva simplesmente ao fato de o senhor pensar mal.

Outro caso:
— O senhor talvez imagine que não sou tão inteligente
quanto o senhor – fala o paciente.
— Quem lhe diz o contrário?

Sempre na mesma linha:
O paciente chega, deita e, passados alguns instantes, co-
menta:
— Não tenho nada a dizer...
Resposta:
— Ah, isso acontece! Até amanhã, caro.

Em todas essas passagens da clínica, destacamos o mesmo elemento: a consequência do que se diz.

A primeira e a segunda clínicas
Na primeira clínica, falamos em sujeito do inconsciente, aquele que se revela na associação livre, enquanto, na segunda, no-
meamos, com Lacan, esse sujeito de *parlêtre* (*falasser*). A diferença importante a ser notada é que no sujeito do inconsciente
a palavra não toca o ser, não é essencial, fica no nível ficcional.
No *parlêtre*, palavra inventada para apontar a junção entre palavra e ser, a palavra do analisando passa a ter a possibilidade
de ancorar o ser, de fixá-lo, de fazer uma *fixação* do gozo – e não
uma *ficção* –, tal como aponta Lacan em seu texto *L'Étourdit*:

Recorrer ao "nãotodo", ao "pelomenosum", quer dizer, aos impasses da lógica, é, por mostrar como escapar das ficções da Mundanidade, fazer uma outra fixação do real: isto é, do impossível que o fixa pela estrutura da linguagem. Também é traçar o caminho por onde, em cada discurso, depara-se com o real com o qual ele se envolve e despachar os mitos com os quais ele ordinariamente se supre.[35]

Na segunda clínica, o objetivo não é revelar, compreender o inconsciente, mas chegar a um ponto de esvaziamento das significações do que é dito, visando a fazer do significante desprovido de sentido uma letra que possa inventar, em vez de repetir histórias. Era a esperança de Lacan de fazer surgir em uma análise um significante novo, que pudesse, "como o Real, não ter nenhum tipo de sentido".[36]

O conceito de cadeia significante leva a pensar a clínica como um exercício de diálogo. Para Lacan, foi necessário, no início de seu ensino, diferenciar a palavra plena da palavra vazia – questão depois retrabalhada no debate entre o verdadeiro e o falso. A isso se contrapõe, na segunda clínica, o monólogo. O monólogo do blá-blá-blá, o monólogo de "todos deliramos", o monólogo do desabonamento do inconsciente que Lacan detectou em Joyce e utilizou para ilustrar o que pode ocorrer no final de uma análise. A questão, nesse nível, sai da discussão da verdade e entra na da certeza, da evidência, que independe da verdade para existir.

---

35   LACAN, J. "L'Étourdit". *Scilicet*, Paris, n. 4, p. 35, 1973.

36   LACAN, J. "Le séminaire de Jacques Lacan". Texto estabelecido por J.-A. Miller. *Ornicar?*, Paris, n. 17/18, Paris, p. 21, 1979.

A palavra *interpretação* deve ser utilizada na primeira clínica, enquanto, na segunda clínica, falamos em ato do analista, apresentado na corporificação de seu gesto. A interpretação abre novos sentidos; o gesto aponta o limite, o basta, o "tu és isto". A interpretação, o sentido a mais, leva ao saber; o ato, o gesto, leva à responsabilidade. É interessante deduzir que o saber irresponsabiliza de certo modo o sujeito, como o "saber" que uma tosse é causada por um vírus alivia o paciente. Ouvimos, com frequência, em resposta a críticas:

— Ah! Só se for inconsciente!

Essa frase pressupõe um saber inconsciente aliviador da responsabilidade do sujeito. Há um momento da análise, ou ao menos deveria haver, em que não é possível relacionar um determinado sintoma a nenhum saber inconsciente. A isso me referi, há pouco, como desabonamento do inconsciente. A alternativa do analisando é responsabilizar-se por esse sintoma, e dizer: ele, o sintoma, sou eu. Por isso falamos em identificação ao sintoma, no final da análise.

As diferenças entre a primeira e a segunda clínica recobrem as diferenças entre o sujeito industrial e o sujeito da comunicação. O sujeito industrial é um sujeito de um mundo edípico, isto é, de um mundo que responde a orientações verticais bem definidas, com significações hierarquizadas e ideais bem marcados. Nesse mundo, o pai é relevante na ordem familiar, como os modelos hierárquicos de gestão de Taylor ou de Ford foram predominantes na ordem industrial. Não é o que ocorre no mundo pós-industrial, que, arriscaríamos dizer, equivale a uma organização pós-edípica. Daí termos colocado na segunda clínica o habitante desse novo mundo, o sujeito da comunicação.

Finalmente, na mesma orientação, contrapomos o "emprestar sentido" ao "emprestar consequência". O termo emprestar é inspirado em Lacan, quando, ao final de *Televisão*, ele diz que a "interpretação precisa ser presta para prestar ao entrepréstimo"[37]. Passo a exemplificar.

Emprestando consequência: dois casos clínicos

Escolhi dois casos clínicos, um de neurose, outro de psicose, a título de exemplo do que proponho como "emprestar consequência". Apresento dois recortes para abordar o essencial do tema. Veremos que, embora a intervenção analítica seja muito diferente em um e outro caso, o interesse é o mesmo: levar o analisando, da associação interminável da cadeia, até um ponto de fixação.

Neurose

Selecionei o caso de um paciente (José), que fica muito sensibilizado ao assistir a um filme e faz, desse momento até a sessão do dia seguinte, uma crucial interpretação de sua vida e é surpreendido com a falta de solidariedade do analista.

Terminada a sessão de cinema, José está lívido. Aquela era a sua história (a do filme *Forrest Gump*). Que imenso esforço, pensou ele, lhe tinha sido até então imposto para ultrapassar suas deficiências, anunciadas como tais pelos outros! Na casa da família, em seu pequeno país natal, na América do Sul, o bom sempre estava em outro lugar: no Brasil, em São Paulo, mais precisamente na Universidade de São Paulo. Não havia encontro de família, almoço ou jantar que não lhe dissessem, quando alguém se queixava do confronto com uma situação difícil:

— Ah, para resolver isso, só fazendo um curso na USP.

---

37   LACAN, J. *Télévision*. Paris: Seuil, 1974. p. 72.

E a USP era tão distante, para José... Se ele era tolo como diziam, como pretender ir à USP? E, não indo, como suportar as dificuldades? Não tinha jeito. A USP era coisa para um de seus dois brilhantes irmãos. A ele, sobrava talvez a sorte. E no entanto, paradoxo do destino, José conseguiu ir para a USP. Com sucesso.

Na saída do cinema, ele tentou disfarçar as lágrimas, de raiva pelo esforço sofrido em nome de um ideal e de pena, por autocomiseração.

A hora tardia do final da sessão, meia-noite, não o impediu de querer revisitar cada instituto, cada sala frequentada naqueles últimos anos. Ele já fazia planos para, no dia seguinte, contar ao analista sua grande descoberta: os motivos de seu sofrimento. Queria ir às últimas consequências, sentir tudo o que devia sentir, deixar-se invadir pelas memórias afetivas daqueles lugares, às vezes calvários de castigo, às vezes de redenção, sempre religiosos.

Seria difícil entrar no Departamento de Filosofia tão tarde da noite, mas a porta aberta amavelmente por um professor notívago, que se retirava, facilitou a empreitada. De cada carteira, de cada corredor emanavam as angústias de estar aquém do ideal. José tinha chegado à USP, mas será que a USP era mesmo lá?

Do Departamento de Filosofia, ele foi ao de Antropologia, em sequência ao de Sociologia, ao de História... A cada passo, mais clara lhe aparecia sua vida, seu percurso. De certa maneira, José não se deparava com um saber tão novo, mas nova era a forte convicção da verdade desses fatos. Freud não dizia que o obsessivo recalca o afeto, mas não as ideias, diferente da histérica, que recalca os dois?

Enfim, fatigado, extenuado, mas feliz pela boa descoberta, ele foi dormir. Na manhã seguinte, cedo, verificou se não havia se esquecido de nada, para relatar ao analista. Quanta expectativa! Chegada a hora, entrou e imediatamente contou sua noite. Em todos os detalhes. Ao fazê-lo, começou a notar que não era escutado com o interesse que aguardava.

"Será que não estou sendo claro?", perguntou-se, e buscou reforçar a importância do que dizia.

O analista, terminado o relato, sem nada falar, levanta-se, pondo fim à sessão e lhe dando um novo horário para dali a algumas horas. No elevador, entre a sideração, a raiva e a frustração, José se perguntou o que seria aquilo.

Horas depois, retornando à sessão, precavido, não querendo ser de novo surpreendido, começou por perguntar, de maneira bem objetiva, se a sessão anterior tinha sido encerrada porque o analista pensava que assim devia fazer ou porque a sala de espera estava cheia. O analista, laconicamente, responde-lhe:

— Porque entendi que deveria interromper.

José tenta então explicar o absurdo sofrido, voltando sobre sua história, agora não mais emocionado, mas à maneira de um advogado que exige justiça à dor de seu cliente. E assim, em poucos minutos, energicamente, retomou e pôs em ordem os pontos capitais de sua reflexão noturna. Recebeu então nova resposta do analista, uma interpretação:

— Pois é, você arriscava acreditar excessivamente nisso tudo.[38]

A intervenção "Pois é, você arriscava acreditar excessivamente nisso tudo" esvaziou a significação à qual o analisando se pren-

---

38   FORBES, J. "Ridículas palavras recalcadas". *Opção Lacaniana*, São Paulo: Eólia, n. 16, pp. 43-46., ago 1996. (Em francês, "Ridicules paroles refoulées": la cause freudienne. *Revue de Psychanalyse*, Paris, n. 34, pp. 38-42, 1996.)

dia, sua ficção, ao mesmo tempo que quase o impediu, ou o de-sanimou, de buscar uma nova significação. Afinal, ele se con-venceu suficientemente de que nenhuma história poderia lhe cair melhor do que aquela, recém-esvaziada.

Esse é um momento muito sensível e fundamental de uma análise, e que normalmente se associa ao parar de se queixar, exigindo responsabilidade, consequência, ao analisando. Não há nenhuma história ou saber que explique o sofrimento de al-guém a não ser seu próprio existir.

Psicose

Como segundo e último exemplo, transcrevo um pequeno mo-mento clínico que nomeei "Paranoia". Nele, de modo diverso ao anterior, o analista, contrariando o bom senso, faz o elogio do sintoma do paciente, transformando-o no próprio enigma, promovendo uma consequência responsável.

Raul estava muito mal. Tinha brigado com pai e mãe, pois entendia não ter recebido atenção e carinho suficientes. O irmão mais velho, com quem por um tempo dividiu uma academia de futebol – a paixão pelo esporte era mania familiar –, era agora considerado um escroque enganador. Ele preferia ver o diabo a encontrar, mesmo que por acaso, esse irmão.

No início do ano, havia se mudado para Ribeirão Pires, SP, contratado pela irmã para gerenciar uma escola maternal de propriedade dela. Passados dois meses de relativa paz, tudo explodiu. Raul convenceu-se de que a irmã o maltratava e qua-se entrou na Justiça com um processo trabalhista contra ela e o marido. Não namorava há bastante tempo e seus 35 anos eram vazios e inúteis.

Foi um amigo da família que pediu ao analista para aten-dê-lo, com urgência. Contou-lhe, em tom quase ameaçador, que Raul já tinha feito um périplo cansativo por profissionais da área, de diversas orientações, sem melhor resultado do que a criação de novos inimigos.

O analista topou a parada. Chegado o dia e a hora, lá estava Raul. Sorriso simpático e desconfiado, cumprimento firme e disposição olímpica para relatar seus infortúnios. O analista ouviu com bastante atenção e interesse as minúcias de seus desencontros, que ele contava sem esconder detalhes. Quando percebeu que podia falar, transmitiu-lhe seu assombro:

— Mas você é formidável!

— Como? - perguntou Raul, com os olhos esbugalhados. - Como posso ser formidável?

— Uma pessoa que consegue, aos trinta e poucos anos, estar brigado com o pai e a mãe, não cumprimenta o irmão, processa a irmã, não tem namorada, nem um amigo, nem emprego, nem dinheiro, nem casa, nem comida, é um grande realizador. É difícil alguém conseguir tamanho insucesso em todas as áreas do relacionamento e do trabalho - respondeu o analista. - E reiterou: - Você é o máximo.

O analista teve, por um segundo, a impressão de que Raul estava prestes a se levantar e ir embora, pensando ter encontrado um louco em franco desvario. Mas não. Ele ficou. E balbuciando, pensativo, entre o riso e a preocupação, disse-lhe:

— É muito esquisito, mas você pode ter razão. Eu nunca tinha pensado que era tamanha desgraça.

— É que não é fácil atingir tal insucesso - acrescentou o analista.

Pediu-lhe, então, que contasse, passo a passo, os segredos de seu infortúnio. Ao contrário de um livro de autoajuda, era como se estivesse pedindo a Raul seu diário da autodestruição. O interesse que o analista demonstrava em conhecer seu método de vida era tão grande que Raul não se sentiu a vontade para frustrar seu vigoroso ouvinte. Nos encontros posteriores, tal como solicitado, um pouquinho precavido das intenções, iniciou um relato pormenorizado de como tinha construído seu infortúnio radical. O analista intervinha aqui e ali, nas passagens pouco claras ou contraditórias, com o objetivo de evidenciar a lógica do insucesso absoluto.

Não demorou muito, na medida em que ditava esse livro falado, para que Raul se desinteressasse, gradativamente, de seu personagem complicado e cansativo. Um dia, ao chegar, contou ter arrendado um sítio, sempre em Ribeirão Pires, e começado uma criação de coelhos.

O desinteresse pelo insucesso foi se somando à falta de vontade de continuar indo aos encontros. Com relativa educação, Raul deixava escapar, vez ou outra, que achava um pouco esquisito falar para alguém que, ao contrário dos outros, não o obrigava a ser uma pessoa normal, nem o chamava de maluco. Ao contrário, admirava seu eficiente método produtor de desgraça. Chegou o tempo, ele foi embora.

Recentemente, o analista encontrou a pessoa que lhe havia enviado o paciente. Esta contou-lhe que Raul estava ótimo, só não sabendo se havia ou não feito um tratamento. Mas que sua vida agora era outra, lá isso era. Tinha até descoberto um grande amor! Intrigado, o amigo da família perguntou:

— Que raios você fez com ele?

— Nada, além de emprestar consequência ao que me dizia.[39]

---

39   FORBES, J. "Paranoia". *Revista Viver Psicologia*, São Paulo, n. 82, p. 19, 1999.

JACQUES LACAN, O ANALISTA DO FUTURO

É curioso falar de um analista do futuro quando nos acostumamos a pensar em psicanalistas do passado. A ideia de que fazer análise seja remexer no velho baú da infância contribuiu para montarmos uma caricatura do psicanalista semelhante à antiga imagem do guarda-livros – uma pessoa empoeirada e opaca. Jacques Lacan, de quem já celebramos o centenário de nascimento, é muito diferente dos modelos que podemos construir hollywoodianamente. Em vida, ele soube romper com todas as expectativas aprisionadoras. Após sua morte, sua obra continua surpreendendo pela novidade. E, como se não bastasse o já publicado, há também os *Novos escritos*, volume de 600 páginas que vêm se adicionar às anteriores.

Lacan é um clássico, no sentido de um pensador que resiste ao tempo por não se deixar apreender em nenhuma interpretação classificatória. Sempre há mais Lacan do que aquilo que se pode apreender, da mesma maneira que há sempre mais Sófocles do que qualquer representação de Édipo Rei, ou mais Shakespeare, ou mais Van Gogh, ou mais Drummond, ou mais Tarsila. Essas pessoas não morrem porque não há túmulo que as contenha, não há palavra que as explique. Se Foucault tinha razão ao dizer que a palavra é a morte da coisa, os clássicos são mais coisa do que palavra, e por isso falamos deles sem os esgotar.

Lacan evitou que a psicanálise se transformasse em método tolo de adaptação social, armadilha à qual, infelizmente, alguns pós-freudianos não conseguiram escapar. Ele pôs o futuro na psicanálise. Demonstrou que as tentativas de explicação de si mesmo acabam, inevitavelmente, em um ponto duro, real, resistente – como em física se fala em resistência dos materiais

– a qualquer nomeação, semelhante ao "que será que será que nunca tem nome nem nunca terá", cantado por Chico e Milton.

Na impossibilidade de se garantir por meio de uma explicação causalista e reducionista do passado, o analisando é levado, na orientação lacaniana, a inventar um futuro para si, sem nenhuma outra razão além daquela do desejo. É uma posição nem sempre muito confortável, apesar de entusiasmante, pois se trata de uma invenção sem garantia repartida, sem o beneplácito da aceitação grupal, seja de que grupo for. Atenção: que não se pense ou se confunda essa invenção do futuro, na lógica do desejo, com individualismo barato ou hedonismo de ocasião.

A análise lacaniana parece a mais coerente com as consequências da globalização sobre as pessoas, com o sujeito pós-moderno. Vivemos um momento de transição histórica do sujeito da era industrial para o da era da globalização. O sujeito industrial caracterizou-se pelo privilégio do eixo vertical das identificações. É o que explica a organização piramidal da sociedade industrial, presente na família e nas corporações dessa época. Para entender esse sujeito, a estrutura do complexo de Édipo proposta por Freud mostrou toda a sua importância.

O complexo de Édipo também é uma estrutura que privilegia o eixo vertical das identificações – basta ver o papel fundamental que o pai tem nesse modelo. Agora, quando entramos na globalização, quando o sujeito não mais se dedica a ser parte de um grande ideal – não há mais grandes ideais –, quando a horizontalidade é mais importante do que a verticalidade anterior, Lacan propõe que uma análise possa ser conduzida além do Édipo, além das significações consagradas no ideal paterno e de seus representantes. É a análise do futuro, de um sujeito de uma nova era. Estamos começando a desbravar esse caminho, seguindo as pistas deixadas por Lacan.

De seu legado, eu poria em relevo três expressões: "consequência", "responsabilidade" e "novo amor".

"Consequência" porque, contrariamente ao que possa parecer, palavras não são só palavras. Não há nada a ser buscado além delas, e sim nelas, como os poetas que renovam o termo mais banal lhe dando uma nova dimensão. O analista empresta consequência às palavras do analisando.

"Responsabilidade" não no sentido moral, mas no sentido ético. Lacan diferencia moral – usos e costumes – de ética, posição subjetiva. A psicanálise lacaniana ensina que não há como não se responsabilizar pelo acaso e pela surpresa. A pessoa não é só o que escolhe, voluntariamente livre, mas também o que lhe ocorre: "Eu sou o meu acontecimento".

"Novo amor": a psicanálise, dizia Lacan, não foi capaz de inventar um novo pecado, uma nova perversão. Talvez seja capaz de inventar um novo amor, que não seja voltado ao pai em última instância, mas que, sabendo dele se servir, possa ir além do chamado, em psicanálise, gozo fálico e captar algo do Real feminino.

Tanto a globalização quanto a psicanálise de hoje revelam que entramos em um novo momento, mais propício à essência feminina. Muito da epidemia depressiva de nossos dias fica esclarecido pela desorientação ocasionada pela perda da orientação masculina.

Lacan previu esses acontecimentos e deixou os instrumentos para tratá-los. Foi um analista do futuro.

BIBLIOGRAFIA

AGAMBEN, Giorgio. A zona morta da lei. *Folha de S.Paulo*, São Paulo, 16/03/2003. Caderno Mais.

ALLOUCH, Jean. *Alô, Lacan?* É claro que não. Rio de Janeiro: Companhia de Freud, 1999.

ALVES, Castro (1868). Navio negreiro. In: *Obra completa de Castro Alves*. Rio de Janeiro: Cia. José Aguilar, 1997.

A ARQUITETURA da destruição. Título original: Architektur des Untergangs. Produção e direção de Peter Cohen. Elenco: Rolf Arsenius, Sam Gray e outros. Suécia: ALE, 1989. Filme (121 min).

BARBOSA, Adoniran. Trem das onze. Intérprete: Demônios da Garoa. In: DEMÔNIOS DA GAROA. *Trem das 11*. São Paulo: Chantecler, 1964.

BREUER, Josef; FREUD, Sigmund. (1893-1895) Estudos sobre a histeria. In: *Edição standard brasileira das obras psicológicas completas de Sigmund Freud*. v.II. Rio de Janeiro: Imago, 1974.

BUARQUE DE HOLANDA, Chico. O que será? (À flor da Terra). Intérpretes: Chico Buarque de Holanda e Milton Nascimento. In: CHICO BUARQUE DE HOLANDA. *Meus caros amigos*. Rio de Janeiro: Phonogram, 1976.

BUARQUE DE HOLANDA, Sérgio. *Raízes do Brasil*. 24.ed. Rio de Janeiro: José Olympio, 1992.

CENTRAL do Brasil. Direção de Walter Salles. Produção de Elisa Tolomelli. Roteiro de Marcons Bernstein (roteiro), João Emanuel Carneiro (roteiro),

Walter Salles (argumento). Elenco: Fernanda de Oliveira, Vinícius de Oliveira, Marília Pêra, Othon Bastos, Matheus Nachtergaele, Soia Lira, Otávio Augusto, Caio Junqueira e Stella Freitas e outros. França/Brasil: Videofilmes/Superfilmes/venda internacional: Sony Picture Classics, 1998. Filme (113 min).

CHANGEUX, Jean Pierre. *O homem neuronal*. Lisboa: Dom Quixote, 1985.

COSTA, Newton da. *Ensaio sobre os fundamentos da lógica*. São Paulo: Hucitec e Universidade de São Paulo, 1980.

DE MASI, Domenico; BETTO, Frei. *Diálogos criativos*. São Paulo: Deleitura, 2002.

DE MASI, Domenico. *O ócio criativo*. Rio de Janeiro: Sextante, 2000.

DESCARTES, René. *Meditações*. Col. Os Pensadores. São Paulo: Abril Cultural, 1973.

DIAS, Gonçalves (1851). Y-Juca Pirama. In: *Poesias completas de Gonçalves Dias*. V.2. Rio de Janeiro: Científica, 1965.

DINOUART, Abade (1771). *A arte de se calar*. São Paulo: Martins Fontes, 2001.

DRUMMOND DE ANDRADE, Carlos. *Antologia poética*. 27.ed. Rio de Janeiro: Record, 1991. p. 196.

ETCHEGOYEN, Horacio; MILLER, Jacques-Alain. *Silence brisé – Entretien sur le mouvement psychanalytique*. Paris: Agalma, 1996.

FALE com ela. Título original: Hable con Ella. Direção e roteiro de Pedro Almodóvar. Produção de Augustín Almodóvar. Elenco: Javier Camara, Dario Grandinetti, Leonor Watling, Rosario Flores, Geraldine Chaplin e outros. Espanha: Fox, 2002. Filme (113 min).

FORBES, Jorge. *Da palavra ao gesto do analista*. 2.ed. Barueri: Manole, 2015.

FORBES, Jorge. Geração mutante – palavra diz, palavra toca. *Journal des Exceptions*. Boulletin Local de la Association Mondiale de Psychanalyse, 1999.

FORBES, Jorge. Ridículas palavras recalcadas. *Opção Lacaniana – Revista Brasileira Internacional de Psicanálise*, São Paulo, n. 16, p. 43-46, 1996.

FORREST Gump – O contador de histórias. Título original: Forrest Gump. Direção de Robert Zemeckis. Produção de Wendy Finerman, Steve Tisch e Steve Starkey. Roteiro de Eric Roth. Elenco: Tom Hanks, Robin Wright Penn, Gary Sinise, Mykelti Williamson, Sally Field e outros. EUA: Paramount Pictures, 1994. Filme (142 min).

FREUD, Sigmund. (1926 [1925]) Inibições, sintomas e ansiedade. In: *Edição standard brasileira das obras psicológicas completas de Sigmund Freud.* v.XX. Rio de Janeiro: Imago, 1976. p. 95-201.

FREUD, Sigmund. (1923 [1922]) Dois verbetes de enciclopédia. (A) Psicanálise. In: *Edição standard brasileira das obras psicológicas completas de Sigmund Freud.* v.XVIII. Rio de Janeiro: Imago, 1976. p. 287-307.

FREUD, Sigmund. (1920) Além do princípio do prazer. In: *Edição standard brasileira das obras psicológicas completas de Sigmund Freud.* v.XVIII. Rio de Janeiro: Imago, 1976. p. 13-85.

FREUD, Sigmund. (1916-1917 [1915-1917]) O sentido dos sintomas. In: *Edição standard brasileira das obras psicológicas completas de Sigmund Freud.* v.XVI. Rio de Janeiro: Imago, 1976. p. 305-322.

FREUD, Sigmund. (1937) Análise terminável e interminável. In: *Edição standard brasileira das obras psicológicas completas de Sigmund Freud.* v.XXIII. Rio de Janeiro: Imago, 1975. p. 239-287.

FREUD, Sigmund. (1916) Alguns tipos de caráter encontrados no trabalho psicanalítico. Parte II – Os arruinados pelo êxito. In: *Edição standard brasileira das obras psicológicas completas de Sigmund Freud.* v.XIV. Rio de Janeiro: Imago, 1974. p. 349-374.

FREUD, Sigmund. (1921) Psicologia das massas e a análise do ego. In: *Edição standard brasileira das obras psicológicas completas de Sigmund Freud.* v.XVIII. Rio de Janeiro: Imago, 1969 p. 89-179.

FREUD, Sigmund. (1910) Um tipo especial de escolha de objeto feita pelos homens (Contribuições à psicologia do amor I). In: *Edição standard brasileira das obras psicológicas completas de Sigmund Freud.* v.XI. Rio de Janeiro: Imago, 1969. p. 149-157.

FUKUYAMA, Francis. *A grande ruptura*: a natureza humana e a reconstituição da ordem social. Rio de Janeiro: Rocco, 2000.

FUKUYAMA, Francis. *O fim da história e o último homem.* Lisboa: Gradiva, 1991.

JULGAMENTO em Nurembergue. Título original: Judgment at Nuremberg. Produtor e direção de Stanley Kramer. Roteiro de Montgomery Clift e Abby Mann. Elenco: Spencer Tracy, Burt Lancaster, Maximilian Schell, Richard Widmark, Marlene Dietrich, Judy Garland e outros. EUA: MGM/Roxlom Films Inc., 1961. Filme (186 min).

KARDINER, Abram. *Mon analyse avec Freud.* Paris: Belfond, 1978.

LACAN, Jacques. (1973) Televisão. In: *Outros escritos*. Rio de Janeiro: Jorge Zahar, 2003. p. 508-543.

LACAN, Jacques. (1972) O aturdito. In: *Outros escritos*. Rio de Janeiro: Jorge Zahar, 2003. p. 448-497.

LACAN, Jacques. (1966) A ciência e a verdade. In: *Escritos*. Rio de Janeiro: Jorge Zahar, 1998. p. 869-892.

LACAN, Jacques. (1966) De nossos antecedentes. In: *Escritos*. Rio de Janeiro: Jorge Zahar, 1998. p. 69-76.

LACAN, Jacques. (1960) Observação sobre o relatório de Daniel Lagache: Psicanálise e estrutura da personalidade. In: *Escritos*. Rio de Janeiro: Jorge Zahar, 1998. p. 653-691.

LACAN, Jacques. (1958) A direção do tratamento e os princípios de seu poder. In: *Escritos*. Rio de Janeiro: Jorge Zahar, 1998. p. 591-652.

LACAN, Jacques. (1957) A psicanálise e seu ensino. In: *Escritos*. Rio de Janeiro: Jorge Zahar, 1998. p. 438-460.

LACAN, Jacques. (1953) Variantes do tratamento-padrão. In: *Escritos*. Rio de Janeiro: Jorge Zahar, 1998. p. 325-364.

LACAN, Jacques. (1953) Função e campo da fala e da linguagem em psicanálise. In: *Escritos*. Rio de Janeiro: Jorge Zahar, 1998. p. 238-324.

LACAN, Jacques. (1945) O tempo lógico e a asserção de certeza antecipada. In: *Escritos*. Rio de Janeiro: Jorge Zahar, 1998. p. 197-213.

LACAN, Jacques. *Seminário 7*: A ética da psicanálise – 1959-1960. Rio de Janeiro: Jorge Zahar, 1991.

LACAN, Jacques. *Seminário 8*: A transferência – 1960-1961. Rio de Janeiro: Jorge Zahar, 1992.

LACAN, Jacques. *Seminário 11*: Os quatro conceitos fundamentais da psicanálise – 1964. 2.ed. Rio de Janeiro: Jorge Zahar, 1985.

LACAN, Jacques. *Seminário 17*: O avesso da psicanálise – 1969-1970. Rio de Janeiro: Jorge Zahar Editor, 1992.

LACAN, Jacques. *Seminário 20*: Mais, ainda – 1972-1973. 2.ed. Rio de Janeiro: Jorge Zahar, 1985.

LACAN, Jacques. (1938) *Os complexos familiares na formação do indivíduo*. Rio de Janeiro: Jorge Zahar, 1985.

LACAN, Jacques. L'Autre manque. *Ornicar?* Paris: Lyse/Seuil, n. 20/21, p. 12, 1980.

LA LEÇON de Lula. *Le Monde*. Paris, 27/01/2003. Editorial. Disponível em: http://www.lemonde.fr/une-abonnes/article/2003/01/27/la-lecon-de-lula_307007_3207.html. Acesso em: 24/03/2016.

LEVI, Primo. (1947) *É isto um homem?* Rio de Janeiro: Rocco, 2013.

LIPOVETSKY, Gilles; ROUX, Ellyete. *Le luxe éternel*. Paris: Gallimard, 2003.

LIPOVETSKY, Gilles. *O império do efêmero*. São Paulo: Companhia das Letras, 1989.

LISPECTOR, Clarice. *A hora da estrela*. Rio de Janeiro: Rocco, 1998.

LOI, Isidoro. *La mujer.* Chile: Grijalbo, 2011.

MINORITY Report – A nova lei. Título original: Minority Report.Direção de Steven Spielberg. Produção de Gerald R. Molen, Bonnie Curtis, Walter F. Parkes e Jan de Bont. Roteiro de Scott Frank e Jon Cohen. Elenco: Tom Cruise, Colin Farrell, Samantha Morton, Max von Sydow e outros. EUA: Amblin Entertainment, Cruise/Wagner Productions, Blue Tulip Productions/distribuição: 20th Century Fox, 2002 Filme (145 min).

MATRIX. Título original: The matrix. Direção de Andy Paul Wachowski e Lana Wachowski. Produção de Joel Silver e Dan Cracchiolo. Elenco: Keanu Reeves, Laurence Fishburne, Carrie-Anne Moss, Hugo Weaving, Joe Pantoliano e outros. EUA/Austrália: Village Roadshow Pictures/ NPV Entertainment/Silver Pictures/distribuição: Warner Bros. Pictures, 2002. Filme (136 min).

MILLER, Jacques-Alain. Affectio societatis. *Correio da Escola Brasileira de Psicanálise*, São Paulo: EBP, n. 11, p. 12-18, mai. 1995.

MILLER, Jacques-Alain. Interpretação pelo avesso. *Correio da Escola Brasileira de Psicanálise*, Belo Horizonte, n. 14, p. 13-18, 1996.

MILLER, Jacques-Alain. L'Autre qui n'existe pas et ses comités d'éthique. *La cause freudienne – Revue de psychanalyse*, Paris: ECF, n. 35, p. 13, 1997.

MILLER, Jacques-Alain. Le monologue de l'apparole. *La cause freudienne – Revue de Psychanalyse*, Paris: ECF, n. 34, p. 7-18 , 1996.

MILLER, Jacques-Alain; LAURENT, Éric. Lição 21. In: Orientação Lacaniana III, 4, 2002. *Curso.* 12 de junho de 2002.

NAGEL, Ernest; NEWMAN, James. *Prova de Gödel*. São Paulo: Perspectiva/ Editora da Universidade de São Paulo, 1973.

NASCIDO para matar. Título original: Full metal jacket. Direção e produção de Stanley Kubrick. Roteiro de Gustav Hasford. Elenco: Matthew Modine, Adam Baldwin, Vincent D'Onofrio, Lee Ermey, Dorian

Harewood, Arliss Howard, Kevyn Major Howard, Ed O'Ross e outros. EUA: Harrier Films, 1987. Filme (116 min).

NASSAR, Raduan. (1975) *Lavoura arcaica*. 3.ed. São Paulo: Companhia das Letras, 1989.

NIETZSCHE, Friedrich. (1883-1885) *Assim falou Zaratustra*. São Paulo: Companhia das Letras, 2011.

NIETZSCHE, Friedrich. (1886) *Além do bem e do mal*. Curitiba: Hemus, 2001.

ORTEGA Y GASSET, José. *História como sistema*: Mirabeau ou o político. Brasília: Universidade de Brasília, 1982.

PESSOA, Fernando. (1946) Quando vier a primavera. In: *Poemas de Alberto Caeiro*. Lisboa: Clássica, 1985.

PESSOA, Fernando. (1935) Todas as cartas de amor... In: *Obra poética*. Rio de Janeiro: Cia. José Aguilar, 1972.

REALE Jr., Miguel. Conferência. In: Reunião-conferência de Miguel Reale Jr. São Paulo: Hotel Transamérica, 11 set. 2002.

RIBEIRO, Renato Janine (org.). *Humanidades* – Um novo curso na USP. São Paulo: Editora da Universidade de São Paulo, 2001.

SEMPRÚN, Jorge. *Adieu, vive clarté*... Paris: Gallimard, 1998.

SEMPRÚN, Jorge. *A escrita ou a vida*. São Paulo: Companhia das Letras, 1994.

VELOSO, Caetano. Vaca profana. Intérprete: GAL COSTA. *Profana*. Rio de Janeiro: RCA/BMG, 1984.

WITTGENSTEIN, Ludwig. *Tractatus logico-philosophicus*. São Paulo: Companhia Editora Nacional/Editora da Universidade de São Paulo, 1968.

ÍNDICE ONOMÁSTICO

ABRAHAM, Karl 130
AGAMBEN, Giorgio 87-89
ALMODÓVAR, Pedro 111, 112
ALVES, Castro 58
AMARAL, Tarsila do 206
ANDRADE, Mário de 56
ANDRADE, Oswald de 56
AQUINO, Santo Tomás d 139
ARENDT, Hannah 154
BALINT, Michael 165
BARBOSA, Adoniran 56
BARBOSA, Rui 44
BEETHOVEN, Ludwig van 160
BRAUDEL, Ferdinand 103
BREL, Jacques 119
BUARQUE DE HOLANDA, Chico 37, 56,
119, 143, 160, 207
BUARQUE DE HOLANDA, Sérgio 46-51
BUSH, George 35, 39, 59, 123, 134, 188
CAEIRO, Alberto 73, 80, 151, 152
CAMPOS, Álvaro de 27
CANETTI, Elias 140
CARDOSO, Fernando Henrique –
FHC 107, 134
CARVALHO, Bernardo 56
CÉSAR, Júlio 92, 93, 95
CHANGEUX, Jean Pierre 148
CHARCOT, Jean-Martin 150
CHÁVEZ, Hugo 134
CHÉNIER, André 93
CHOPIN, Frederic 160

CLÉRAMBAULT, Gaëtan Gatian de 185
COHEN, Peter 60
COSTA, Newton da 56, 145
CRUISE, Tom 113
DAMÁSIO, Antonio 64
DE GAULLE, Charles 135-137
DE MASI, Domenico 41, 97-99, 107, 108
DESCARTES, René 69, 78, 79
DIAS, Gonçalves 109
DINIZ, Leila 21
DINOUART, Abade 114, 115
DISRAELI, Benjamin 44
DONNE, John 140
DRUMMOND DE ANDRADE, Carlos 16,
45
EITINGON, Max 131
ETCHEGOYEN, Horacio 148
EVERSONG, Leny 79
FERENCZI, Sándor 130
FERRAZ JR., Tércio Sampaio 91
FITZGERALD, Ella 79
FORBES, Jorge 46, 119-121, 202, 205
FORBES, Luiz Felipe 117
FORBES, Luiz de Souza Dantas 180
FREUD, Sigmund 15, 34, 55-57, 60, 72, 73,
89, 109, 115, 122, 125-131, 134,
141, 144-148, 150, 160-162, 164,
165, 169, 170, 173-175, 180, 185,
186, 191-195, 201, 207
FRINK, Horace 129, 130

FUKUYAMA, Francis 40, 59, 64, 74, 187, 188
GALLIANO, John 105
GIDE, André 84, 85
GÖDEL, Kurt Friedrick 150
GOGH, Vincent van 160, 206
GRAND CONDÉ, Hotel 87
GREEN, André 171
HEGEL, Georg Wilhelm Friedrich 66, 73, 82, 171
HUSSEIN, Saddam 40
JOBIM, Antônio Carlos Brasileiro de Almeida 116
JOYCE, James 125, 198
KARDINER, Abram 129-131
KLEIN, Melanie 146, 165
KRAEPELIN, Emil 185
LA BOÉTIE, Étienne de 74
LACAN, Jacques 15, 16, 40, 50, 51, 71, 73, 75, 81-89, 95, 96, 101, 106, 110, 112, 115, 121, 124-137, 141, 142, 145-151, 158-161, 165-175, 178-186, 193-200, 206-208
LADEN, Bin 40
LAGERFELD, Karl 105
LAURENT, Éric 85
LEGUIL, François 137
LEVI, Primo 176, 177
LIPOVETSKY, Gilles 101, 102, 104, 108
LISPECTOR, Clarice 56
LOI, Isidoro 139
LOMBROSO, Cesare 154
LUÍS XIV 42
LULA DA SILVA, Luiz Inácio 41-46, 77, 107
LULA DA SILVA, Marisa Letícia 41-45
MAGALHÃES, Antônio Carlos 43
MAY, Derrick 32, 116, 117
MENNINGER, Karl 157
MERLEAU-PONTY, Maurice 131

MEYER, Monroe 130
MILLER, Jacques-Alain 50, 85, 101, 133, 148, 170
MIRABEAU, comte de (Honoré Gabriel Riqueti) 92-95
MITERRAND, François 63
MOLIÈRE 140
MOORE, Demi 21
MORAES, Vinicius de 159
NASCIMENTO, Milton 37, 56, 207
NASSAR, Raduan 56
NIETZSCHE, Friedrich 50, 105
ORTEGA Y GASSET, José 91-94, 140
PESSOA, Fernando 27, 67, 80, 151
RANK, Otto 79
REALE JR., Miguel 39, 81, 189
REGINA, Elis 79
RIBEIRO, Renato Janine 35, 56, 69, 187
RICARDO, Sérgio 164
RICHELIEU, cardeal 58
ROUSSEAU, Jean-Jacques 58, 59, 127, 187, 188
ROUX, Ellyete 101
SAUSSURE, Ferdinand de 145
SCHMITT, Carl 87, 88
SEMPRÚN, Jorge 176-178
SHAKESPEARE, William 206
SILVA, Moreira da 116
SINATRA, Frank 79
SÓFOCLES 206
SONNENREICH, Carol 149
SPIELBERG, Steven 113
TALAA, Frederick 117-121
TORERO, José Roberto 56
VANDRÉ, Geraldo 60
VATEL, François 87
VELOSO, Caetano 38, 56, 164
VOLTAIRE (François Marie Arouet) 140
WINNICOTT, Donald 165
WITTGENSTEIN, Ludwig 141

ÍNDICE REMISSIVO

A

ação 32, 50, 61, 79, 86, 87, 88, 102, 105, 124, 144, 145, 167
acaso 69, 91, 117, 132, 155, 195, 200
aceitação 87, 199
"adaptacionismo" social 137
adequação à expectativa do outro 54
"Adolescência *rave*" 106
adolescente(s) 23, 24, 29, 31, 61, 72, 102, 108
afeto 145, 149, 193
  na política 50
affectio-societatis 50-216
agressividade 150-216
altruísmo 44-216
altruísta 44, 45
alusão 44, 138, 171, 173
amar 25, 55, 58
  nova forma de 25
amizade 39, 147
amor 16, 23, 24, 25, 43, 60, 102, 103, 110, 112, 113, 135, 147, 149, 153, 154, 161, 174, 177, 197, 200
amor do pai 148
amor-próprio 16
análise
  de prova 178
  final da 65, 191
  início da 171, 186
  leiga 123
analista
  do futuro 198
  sentimento do 115
angústia 12, 20, 34, 44, 45, 95, 113, 119, 149, 166, 169
angústia
  da morte 95
  do ilimitado 34
anomia 81, 82

anorexia 87, 143, 145, 165
ansiedade 181, 182
apocalipse 114, 115
aposta 17, 60, 67, 172, 174
  criativa 138
  homem da 54, 184
apraxia 87-216
après-coup 172
apresentação de pacientes 118
aristocracia 76, 77, 79, 80
aristocrata 76, 77, 79
assédio sexual 26-216
associação livre 64, 88, 145, 187, 189
Associação Mundial de Psicanálise 140, 187
ativismo 86
ato
  analítico 81, 88, 142
  conclusão em 119
  covardes do 126
  do analista 191
  ético 127
  político 81
  sem garantia 138
autoanálise 133
automutilação 48
autopiedade 67
avesso da psicanálise 77, 171

B

bela-alma 74
bem-estar 46, 58, 67, 78, 100, 165
biologia darwiniana 65
bisturi 86
bom senso 46, 180, 181, 183, 184, 185, 195
botox 47
bulimia 87
burocracia 93

C

cadeia
associativa 145
significante 80, 81, 82, 117, 190
calar 106, 107, 133, 160
cálculo lógico 116
campo freudiano 46
capitalismo moderno 92
caráter brasileiro 39
carta de amor 60, 103, 135
castração 98, 133, 154
causa do desejo 134
censura 111, 149, 158
certeza
homem da 54, 184
da ciência 66
da religião 66
CID-10 182
cidadania 51
ciência 50, 66, 67, 74, 103, 140, 187
do particular 141
cinismo 95
circuito
da palavra 33, 80, 88, 145
integral da palavra 31
civilização 12, 51, 54, 61, 74, 104, 132, 133,
134, 147, 151, 152, 179, 184
clínica
do gozo 158, 187
do medicamento 139
do Real 145
do sintoma 158
dos inclassificáveis 167
estrutural 166
freudiana 143
pós-edípica 143
psicanalítica 30, 120, 163, 164
clonagens 46
código genético 58
complexo de Édipo 87, 133, 152, 178, 199
compreensão 34, 38, 87, 114, 149, 154, 172,
180, 186
concluir precipitadamente 119
conclusão
antecipada 124
precipitada 118, 120, 129
conflito 51, 54, 55, 118, 119, 124, 163, 179,
180, 184, 185
consequência
emprestar 188, 191, 192, 197

contradição 50
contrato de risco 58
contratransferência 115, 116, 173, 178
coragem 60, 77, 79, 107
corpo
movimento do 71
toca o 70, 71, 108
gozoso 68
covardia 67, 129
culpa 114, 149, 150, 181, 185
cultura 15, 52, 75, 109, 117, 132, 133, 147,
158, 179
mix 30, 109
curiosidade 18, 19, 27, 60
curto-circuito
da fala 145
da palavra 32, 73, 164
do gozo 164, 165
custo/benefício 27

D

decidir 12, 62, 66, 67, 124, 129, 139, 166
decisão 11, 12, 60, 62, 63, 64, 65, 66, 68,
69, 72
modalizações da 67
defesa 17, 40, 52, 166
delinquência 32, 167
depressão 57, 67, 75, 108, 181
dermatologia cosmética 46
desabonamento do inconsciente 190, 191
desalienações 78
desamparo 44
desarvoramento 185
desbussolamento 108
desejar 11, 32, 52, 58, 86, 105
desejo
objeto do 44
poder do 55
ponto do 129
singularidade do 138
desejo
do analista 78
do Outro 176
desidentificações 78
desinstitucionalização 99
desorientação pulsional 144
diagnóstico 57, 60, 146, 177, 182
diálogo 27, 31, 88, 108, 140, 163, 190
dinheiro 28, 29, 55, 91, 92, 147, 148, 175,
176, 183, 196

dirigir uma análise 78
discurso 22, 71, 83, 90, 117, 127, 129, 144,
    154, 190
    analítico 118
    científico 75
    da ciência 74, 141
    fálico 120
    médico 118
    precipitado 128
    psicanalítico 77
distúrbios psicossomáticos 32
dito 126, 133, 155, 170, 188
divã 43, 64, 78, 106, 107, 153
dizer 164, 170
DJ (disque jóquei) 30, 31
DNA 65
doenças do curto-circuito
    da palavra 32
    do gozo 165
droga(s) 34, 53, 87, 167, 180, 183
drogadição 81
DSM-IV 182
duas mortes 76
dúvida 11, 35, 47, 48, 64, 65, 67, 85, 132,
    155, 161, 173
    loucura da 68

E

Édipo 76, 143, 198
    além do 51, 133, 199
    complexo de 87, 133, 152, 178, 199
egoísmo 43
egoísta 37, 43, 45, 65
ejaculação precoce 147
elogio 133, 154, 155, 160, 195
emoção 22, 42, 84, 112, 119, 150, 159
emoções 36, 40, 98, 99, 104, 139, 150
empatia 119
emprestar consequência 188
enigma 38, 171, 174, 176, 195
entrevista(s) 21, 75, 105, 108, 113, 124, 178
entusiasmo 17, 144, 145, 154
enunciação 129, 141
enunciado 141, 176
enunciador universal 130
envelope formal do sintoma 97, 177
época
    industrial 87
    sem padrão 29
equívoco 88, 114, 138, 140, 171

era
    atual 11
    da informação 29
    industrial 11, 29, 30, 67, 188, 199
    paleontológica 94, 95
    pós-industrial 30
Eros 102
escolha(s) 30, 49, 63, 68, 69, 74, 124, 138,
    144, 185
    responsável 48
    "forçada" 62, 172
esperança 32, 124, 127, 144, 171, 190
    perda da 116, 145
esportes radicais 32, 106
esquecimento 102, 114
estilo 77, 84, 144, 152
    estilo singular 45
estresse 12
estrutura
    da linguagem 177, 190
    edípica 87
    significante 80
    social 41, 178
ética
    da emoção 42
    do desejo 118, 150
    médica 118
    psicanalítica 104, 118
    subjetiva 76
eu 76, 82, 83, 127, 144, 191, 200
exceção 21, 81, 83, 98, 160
    estado de 79, 80, 82
excesso 133
exclusão 25, 45, 98
experiência de satisfação 165
expressionismo 106
êx-timo 80

F

falasser 189
falo 120
    império do 67
falta a ser 134
fantasia da exclusão 45
fantasias primitivas 136
fantasma 45, 63, 178
felicidade 16, 46, 52, 58, 66, 67, 78, 92, 187
    prêt-à-porter 67
fenômenos psicossomáticos 143
festas raves 32

ficção 62, 63, 64, 105, 143, 166, 189, 195
fim de uma análise 162
final de uma análise 46, 64, 96, 190
fixação do gozo 143, 189
fixão 143
fixar 48, 116, 124, 159, 160, 165, 166
fobia 166, 181, 182, 183
formação analítica 142
fotorrealismo 106
fracasso escolar 29, 32, 73, 81, 87, 108, 143, 145, 167
"Freud explica" 50
"Freud não explica" 51, 81, 117, 152, 187
futuro 18, 19, 25, 50, 60, 64, 69, 96, 97, 109, 115, 198, 199, 200

G

gene egoísta 65
geração mutante 29, 106, 108
geração psicodélica 110
gesto do analista 65
globalização 11, 30, 32, 37, 48, 71, 73, 87, 88, 95, 108, 109, 135, 164, 199, 200
    era da 50, 68, 69, 188, 199
    satisfação da 39
gozo
    acesso imediato ao 144
    da mulher 147
    desbussolado 32
    desvario do 188
    do corpo 31
    do pensamento 126
    do sintoma 118
    fálico 200
    narcísico 116
    orientação do 81, 87
    reorientação do 104

H

Hilflosigkeit 44
histeria 73, 97, 201
    nova 146, 147
histérica 32, 44, 60, 74, 78, 133, 142, 147, 193
homem
    cordial 39, 41, 43, 44
    da aposta 54, 184
    da certeza 54, 184
    grande 85

moderno 70, 74
    polido 40, 43, 45
    pós-moderno 30
    -trincheira 68
honorários 121
honra 61, 73, 75, 76, 77, 79, 150, 152, 154

I

ideais
    quebra dos 30, 188
    queda dos 32, 143
ideais universais 39
ideal 22, 31, 83, 134, 138, 139, 151, 158, 171, 174, 193, 199
ideia 30, 86, 88, 114, 120
    da acumulação 68
    da harmonia violenta 54
    de compatibilidade 51
    do luxo 94
identidade 15, 53, 87, 89, 91, 164, 186, 187
identificação ao sintoma 187, 191
identificações 63
    eixo vertical das 108, 199
    organização vertical das 29
    perda das 186
    imaginárias 46, 49, 171
    verticais 188
ideologia 48, 57, 71
    biologizante 57
igreja ecumênica 55
Iluminismo 70
imagem
    própria 44
    do outro 44
imaginário 46, 64, 74, 146, 164
    social 43
império
    da experiência 53
    do efêmero 95
    do falo 67
impulsividade 86
impulso criminoso 35
incompleto
    mundo atual 39
    do mundo 38
incompreensão 40, 51, 119, 154
inconsciente 48, 77, 78, 116, 118, 136, 137, 138, 141, 152, 162, 163, 187, 189, 190, 191
    desabonado do 117
indecidível 142

212

indeciso 166
indiferença histérica 74
inibição 166
inocência natural 54
insatisfação 44, 158
instituição universitária 50
insulto 154, 155, 156, 157, 158, 159, 160,
    161, 166, 167, 168
intelectual 49, 86, 87
interdito 173
Internet 31, 46, 96
interpretação
    limite da 143
    presteza da 175
    analítica 69, 162
    descompleta 170
    dos sonhos 120, 138
    ilimitada 142
    pelo avesso 162
intimidade 41
íntimo 43, 68, 73, 80, 151, 185
intuição 93, 120
inveja 16, 18, 20
invenção 12, 32, 35, 51, 55, 59, 91, 144, 145,
    152, 154, 170, 199
inventar 30, 35, 49, 51, 83, 97, 133, 170,
    190, 199, 200
irresponsabilidade 57, 181, 184, 185

J

janela do fantasma 63
jouissance 116

L

Lacan mais além da palavra em
    associação livre 187
laço(s) social(is) 61, 95
letra 31, 190
liberdade 36
líder 69
limite 19, 34, 35, 48, 49, 143, 151, 153, 154,
    162, 191
    da beleza 46
    da cura 46
    de segurança 46
linguagem 54, 66, 74, 76, 133, 137, 163, 177,
    187, 190
linguística 41, 137, 141
livre-arbítrio 64
lógica

do desejo 137, 150, 199
heterodoxas 137
do não todo 124
paraconsistente 50, 137
loucura 35, 37, 68, 180
luxo
    feminização do 93
    moderno e pós-moderno 93
    no corpo 92

M

"mais forte do que eu" 51, 76
mal-entendido(s) 28, 136, 138, 170, 171,
    173, 174, 176
mal-estar 15, 78, 143, 158, 159, 167
    na civilização 179
marca diferencial 152
masoquismo 87
Matrix 61, 62, 64, 67, 69, 70, 71, 102
Medeias 73, 144, 147
medicina 118, 139, 141, 145, 157, 177
medo 26, 33, 81
    de decidir 12
memória do trauma 152
metáfora 89, 91, 92, 178
mito do bom selvagem 54, 119
moda 37, 96, 99, 102, 110
modalizações da decisão 67
modelos padronizados 48
monólogo 18, 108, 109, 190
moral 33, 43, 85, 104, 117, 150, 181, 200
    da religião 149
morte 32, 50, 65, 72, 75, 76, 92, 94, 95,
    146, 151, 169, 198
    pela honra 76
mulher 84, 93, 123, 131, 134
    opinião sobre a 132
mundo
    incompleto 73, 104
    padronizado 87
    reacionário 33
    virtual 62, 64
    atual incompleto 39
música eletrônica 30, 31, 32, 61, 70, 71,
    102, 106, 108, 109, 113
mutante 31, 61, 89, 108

N

não dito 173
"Não se explique nem se justifique" 99

213

narcísica 16, 67
narcisismo 98, 175
natureza 48, 52, 54, 69, 95, 119, 131, 133, 138, 179
necessidade masoquista 110
necessidades 45, 50, 110, 181
neodarwinismo 57
neoindividualismo 96, 98, 99
neoliberalismo 52
neonarcisismo 98
neurociências 139, 140
neutralidade 141
nó de desejos sexuais 120
Nome-do-Pai 175
nomos 81
nova(s)
    forma de amar 25
    lógica 148, 150
    mulher 136
    ordem mundial 52, 135
    formas do sintoma 176
novo(s)
    amor 200
    renascimento 32, 135
    sintomas 87, 89, 188

O

obesidade 81
objeto a 175
objeto do desejo 44
obsessivo 44, 60, 68, 86, 133, 156, 193
ócio criativo 100
oralidade 87
ordem jurídica 80
ordenação da satisfação 75
organização vertical 29
orgasmo 37, 137, 160
orientação lacaniana 116, 121, 177, 199
ousadia 76, 82, 127
"outra cena" 166
outro
    inexistência do 144
    olhar do 79
    barrado 164
    do reconhecimento 164
    que não existe 29, 32, 164

P

pacto social 37
padrão(ões) 11, 40, 73, 82, 99, 184

coletivos de comportamento 49
rígidos de comportamento 39
padronização 121, 123, 124, 182
pagamento de uma análise 27
pai
    além do 51
paixão 36, 64, 68, 151, 195
palavra
    circuito da 33, 80, 88, 145
    curar pela 80
    curto-circuito da 32, 73, 164
    de ordem 135
    limite da 35
    plena 190
    vazia 190
paranoia 156, 195, 197
parlêtre 189
pathos 119
patologias do imediato 143
pedra no meio do caminho 51
pensamentos inconscientes 49
pensar 86, 105, 120
perversão 85, 97, 102, 139, 166, 167, 200
piedade 43
poesia 107, 135, 143, 171
poetas concretos 88
polidez 40, 46
política
    científica 67
político 12, 81, 83, 87
ponto de capiton 77
ponto de incompreensão repetitiva 51
pós-freudianos 174, 198
posição
    narcísica 67
    subjetiva 74, 200
pós-modernidade 142
possessão 33
práxis 119, 139
prazer 65, 82, 83, 87, 97, 98, 102, 110, 137, 155, 156, 164
precipitação do tempo 116
preço das sessões 28
pré-globalização 87
prêt-à-porter 67, 137, 172
primeira clínica de Lacan 163, 166
primum vivere 73, 74, 75, 79
princípio do prazer 65, 97
Projeto Genoma 66
psicanálise
    avesso da 77, 171
    extensão do conceito de 157
psicanalista de orientação lacaniana 177

psicofarmacologia 142
psicopatologia 139, 142, 146, 166, 167
psicose 33, 97, 139, 146, 166, 167, 192, 195
psicossomática 167
psicotrópicos 81
psiquiatras biológicos 81
psiquiatria
    avesso da 140, 141
    dita biológica 75, 139
pulsações silenciosas 108
pulsão(ões) 102, 107, 115, 166

Q

quadros depressivos 46
quebra dos ideais 30, 188
queda dos ideais 32, 143
queixa
    expressão da 15
    narcísica 16
queixar 17, 144, 195
queixas 15, 17, 26
querer
    expressão do 48
    o que se deseja 60

R

razão 31, 68, 74, 93, 137
    limite à 34
    silêncio da 34
razão clínica 116
reação histérica 78
reacionarismo 150
Real
    feminino 200
    satisfação no 30
    do corpo 32
realidade
    biológica 53
    psíquica 152
    virtual 62, 63
    virtual onírica 62
recalque 114, 115, 116, 152, 165, 166
recusa 16, 102, 141, 144, 147, 168, 174
relação sexual 160
religião 25, 66, 91, 92, 93, 99, 138, 148, 149, 187
renascimento cultural 32
repetição da sessão 121
repressão 55, 116, 152
responsabilidade

analítica 116
jurídica 117
pelo desejo 104
responsabilizar 27, 106, 117, 136, 138, 143, 191, 200
resto de uma análise 45
retificação 32
retórica 141
revolução da Internet 46
Revolução Francesa 77, 84, 89, 95
ridículo(s) 23, 24, 25, 56, 58, 60
    do amor 25
risco
    contrato de 58
    da aposta 60
ritmo 70, 71, 108

S

S1 78, 151, 152
saber
    além do 69, 185
    internético 142
    mais 88, 141
    sem verdade 171
salvar a própria pele 74, 150, 151
satisfação
    desbussolada 79
    feminina 132
saúde mental 139, 157
século XXI 12, 29, 30, 61, 89
segunda clínica de Lacan 81, 107, 162, 163
Segunda Guerra Mundial 110
sensibilidade 40, 181
sensualidade 20, 25, 160
sentido
    escapa ao 51
    da vida 61, 73
    do sintoma 176, 178
sentimento do analista 115
ser
    falta a 134
ser humano 110, 133, 165
sessões curtas 116
setting analítico 102
sexto sentido 93
sexualidade 58, 99, 161
significação 49, 64, 116, 120, 143, 145, 162, 174, 176, 194, 195
significações 116, 120, 138, 162, 172, 190, 191, 199
significante 76, 77, 78, 79, 80, 133, 173

215

Lacan do 187
silenciar 107
silêncio
    da razão 34
    das pulsões 107, 115
    do analisando 115
    do diálogo 108
    entre as gerações 33
simbólico 164
símbolo 141
si mesmo 12, 16, 41, 45, 54, 76, 78, 86, 98, 159, 198
sinal elementar 146
singularidade 76, 77, 98, 138, 152, 154, 187
sinthome 186
sintoma
    como gozo 186
    da entrada 177
    decifrável 177
    intratável 186
    novas formas do 176
sintomas 81
    não interpretáveis 81
    típicos 185, 186
sintoma tratável 186
sociedade
    piramidal 67
    polida 52
solução criativa 49
sonho 137
    imagens do 137
sonhos
    interpretação dos 120, 136, 137, 138
subjetividade 74, 75, 83
suicídio 36, 87
sujeito
    barrado 76
    da comunicação 191
    de lógica pura 125, 129
    do inconsciente 189
    do individual 125, 126, 130
    industrial 191, 199
    pós-moderno 142, 199
sujeitos divididos 65
superego 156
supervisão 147, 148, 157
surpresa(s) 16, 17, 39, 60, 84, 117, 149, 161, 165, 200
symptôme 186

T

Tánatos 102

tatuagens 48
tempo da sessão 116
tempo lógico 124, 129
terapias cognitivas 141
tese
    da harmonia 51, 55
    do conflito 51, 185
"todo mundo" 151
toxicofilias 46
toxicomania 73, 143, 145, 165
tóxicos 32, 108
traço
    aristocrático 77
    diferencial 77
tradição 96, 100, 123
trance 31, 111
transferência 43, 44, 98, 153, 171, 178
tratamento
    condução do 17
    início do 62
    analítico 119
trauma
    memória do 152

U

urgência 123

V

velhice 47, 68
verdade
    científica 57
    sem saber 171
Verdrängung 116
vergonha
    causar 77
    fundamental 79
vícios 85
violência 37, 51, 53, 55, 56, 73, 81, 102, 148
    despropositada 81, 145
virtude 39, 85
virtuoso moral 43
vírus
    do autoritarismo 104
    psíquico 147
    reacionário 104
    sociais 104
vontade
    de dizer 78, 163
    de gozar 163
    de reconhecimento 163